Varun R
Pradeep Tarikere
Muninarayana Chandrappa

Stress profissional e efeitos na saúde dos condutores de autocarros do sector público

Varun R
Pradeep Tarikere
Muninarayana Chandrappa

Stress profissional e efeitos na saúde dos condutores de autocarros do sector público

Um estudo transversal no estado de Karnataka

ScienciaScripts

Imprint

Cover image: www.ingimage.com

This book is a translation from the original published under ISBN 978-620-8-17118-6.

Publisher:
Sciencia Scripts
is a trademark of
Dodo Books Indian Ocean Ltd. and OmniScriptum S.R.L publishing group

120 High Road, East Finchley, London, N2 9ED, United Kingdom
Str. Armeneasca 28/1, office 1, Chisinau MD-2012, Republic of Moldova, Europe
Printed at: see last page
ISBN: 978-620-8-25938-9

Conteúdo

RESUMO

Introdução: O stress no trabalho é um importante problema de saúde em várias profissões e tem sido associado a problemas de saúde e a comportamentos de risco. Os condutores, em particular os condutores de autocarros, têm empregos muito stressantes, uma vez que trabalham por turnos durante longas horas, o que provoca a exposição a níveis insalubres de poluentes e uma taxa mais elevada de absentismo por doença. Determinar a prevalência e os factores associados ao stress profissional entre os motoristas de autocarro da Karnataka State Road Transport Corporation (KSRTC) em Kolar, Karnataka.

Objectivos: Entre os condutores de autocarros da KSRTC em Kolar.

1. Determinar o nível de stress na profissão entre os condutores de autocarros do KSRTC.
2. Determinar a associação entre o stress e os factores relacionados com a profissão.
3. Avaliar o estado de saúde dos condutores do KSRTC

Materiais e métodos: Foi realizado um estudo transversal de 1 de setembro de 2023 a 30 de junho de 2024, no depósito do KSRTC em Kolar, que serve zonas urbanas e rurais. O depósito emprega 729 funcionários, incluindo motoristas de autocarro, condutores, mecânicos, pessoal de limpeza e pessoal administrativo. Dos 654 motoristas de autocarro, foi selecionada uma amostra representativa de 235 por amostragem aleatória simples. Os dados foram recolhidos através de uma lista de pessoal permanente da autoridade do depósito para garantir a sua exatidão e relevância.

Resultados: O estudo entre os condutores de autocarros da KSRTC em Kolar revelou que 65% sofriam de stress moderado a grave. Os factores significativos associados ao stress profissional incluíam a residência urbana, o divórcio, o consumo crónico de álcool, o consumo atual de tabaco, a hipertensão, um IMC mais elevado, longas horas de trabalho e uma relação cintura-quadril elevada. A regressão logística binária revelou associações significativas entre estas variáveis e os níveis de stress. Verificámos que os residentes urbanos tinham probabilidades significativamente mais elevadas de sofrer de stress do que os residentes rurais (OR=1,27, p=0,03). Os indivíduos divorciados e os alcoólicos crónicos também apresentaram maiores probabilidades de stress (OR=1,24, p=0,05 e OR=1,33, p=0,04, respetivamente). Foram identificadas associações significativas entre o stress e a hipertensão arterial (OR=1,40, p=0,01), a obesidade (OR=1,30, p=0,03), a obesidade mórbida (OR=1,47, p=0,01), a relação cintura-quadril de alto risco (OR=1,42, p=0,01) e o aumento do horário de trabalho (>12 horas, OR=1,30, p=0,03). As avaliações de saúde revelaram uma elevada prevalência de hipertensão e obesidade.

Conclusões: O estudo destaca a alarmante prevalência de stress profissional entre os condutores de autocarros da KSRTC em Kolar, com 65% a sofrerem de stress moderado a grave. Verificou-se que factores como a residência urbana, os hábitos de vida e os parâmetros fisiológicos contribuíam significativamente para esta carga de stress. Estes resultados sublinham a importância de programas de promoção da saúde específicos para a população e de alterações políticas para melhorar a saúde dos trabalhadores essenciais e a segurança rodoviária em geral.
Palavras-chave: Stress ocupacional, condutores de autocarros, estado de saúde, trabalhadores dos transportes públicos

CAPÍTULO 1

INTRODUÇÃO

1. INTRODUÇÃO

O stress profissional refere-se à pressão que os trabalhadores sentem em relação às suas condições de trabalho. É um fator significativo que afecta indivíduos, grupos e comunidades. Este stress pode surgir quando os trabalhadores não têm as competências ou a capacidade de lidar com exigências crescentes e ambientes de trabalho difíceis. Os factores de stress englobam turnos prolongados, cargas de trabalho substanciais, restrições de tempo, tarefas difíceis, pausas restritas, monotonia e ambientes de trabalho físicos não ideais, como espaços apertados, temperaturas extremas e iluminação inadequada.[1]

A espinha dorsal dos serviços de transporte de autocarro são os motoristas de autocarro. Estes desempenham um papel fundamental na garantia de uma viagem segura e agradável para os passageiros. O bem-estar e a felicidade dos indivíduos dependem de numerosos elementos vitais, incluindo o contentamento dos motoristas de autocarro. Estes profissionais têm de sobreviver a um vasto leque de factores de stress profissional, desde os congestionamentos de trânsito e os conflitos com os consumidores até aos turnos alternados, cabinas pouco ergonómicas e horários rígidos. As condições de trabalho e as caraterísticas profissionais específicas dos motoristas de autocarro provocam problemas de saúde particulares, garantindo frequentemente a questão das reformas antecipadas por invalidez.[2]

A profissão de motorista de autocarro é muito importante para os transportes públicos. No entanto, na última década, a comunidade dos motoristas de autocarro registou uma grave escassez de pessoal. Este facto pode constituir uma ameaça para a sustentabilidade de um serviço essencial. Além disso, os motoristas de autocarro estão sujeitos a numerosos riscos físicos, químicos e biológicos, como a exposição ao ruído, às vibrações, à poluição atmosférica e aos fungos.[3]

Os distúrbios do sono e as perturbações relacionadas com o stress, incluindo a ansiedade e a depressão, são frequentes entre os motoristas de autocarro. Dado que os motoristas de longo curso descansam habitualmente nos autocarros ou em alojamentos confinados fornecidos pelos empregadores que não dispõem de instalações de embarque adequadas nas estações de serviço, muitas vezes não dispõem de condições de sono adequadas, o que pode piorar o estado de saúde e a capacidade de condução dos motoristas. Os maus alojamentos e as más condições de sono, em particular, podem levar a graves perturbações de concentração e, consequentemente, são em grande parte responsáveis pelo potencial de causar acidentes e lesões tanto aos condutores como aos passageiros.[4]

Entre as funções críticas para a segurança, contam-se as profissões sedentárias, como a condução de longo curso, uma vez que exigem muito stress emocional e horários de trabalho prolongados. Os motoristas, enquanto classe profissional representativa, estão sujeitos a elevados riscos de problemas de saúde, com doenças metabólicas causadas em grande parte pela natureza do seu trabalho e por uma alimentação inadequada. Principalmente relacionados com a falta de atividade física, turnos de trabalho irregulares e más escolhas alimentares, os problemas de saúde, como a obesidade e a hipertensão arterial, podem levar à formação de uma síndrome metabólica.[5]

No exercício das suas funções profissionais, os condutores de autocarros estão envolvidos numa série de actos físicos repetitivos, como a direção, a mudança de velocidades e a travagem, que colocam um elevado nível de tensão no seu sistema músculo-esquelético. Consequentemente, as dores músculo-esqueléticas são uma das queixas mais frequentes dos motoristas. O seu trabalho altamente exigente é complicado por uma combinação de posições sentadas estáticas prolongadas e vibrações contínuas que causam pressões elevadas nos discos intervertebrais e a consequente fadiga dos músculos lombares inferiores. Por conseguinte, pode presumir-se que estes factores conduzem ao desenvolvimento de alterações degenerativas na coluna lombar.[6]

A caraterística dos horários de trabalho exigentes desempenha um papel importante nos níveis elevados de stress que os motoristas experimentam, uma vez que são constantemente pressionados pelo tempo. Assim, o conteúdo dos horários de trabalho do pessoal dos autocarros envolve questões ergonómicas, preocupações de segurança e a pressão implacável criada pela necessidade de cumprir rigorosamente o horário. As condições de trabalho do pessoal dos autocarros incluem uma série de factores, como as preocupações ergonómicas, os constrangimentos de segurança e o stress sem fim criado pela aplicação rigorosa de horários apertados.[7]

Muitos adultos em idade ativa têm um comportamento sedentário, em que o dispêndio de energia é baixo quando se está sentado ou deitado. O tempo prolongado passado sentado demonstra uma maior probabilidade de sofrer de doenças cardiovasculares, mortalidade cardiovascular, mortalidade por todas as causas e diabetes, independentemente da atividade física conhecida durante o tempo de lazer. É bastante surpreendente que os trabalhadores do sector dos transportes sejam mais vulneráveis ao desenvolvimento de comorbilidades e talvez à morte prematura.[8]

A diversidade da paisagem laboral é frequentemente responsável pela disparidade dos hábitos tabágicos entre os operários e os seus "colegas" dos terrenos de colarinho branco. No caso dos motoristas de camiões e de autocarros, a natureza compulsiva da profissão resulta frequentemente em taxas muito mais elevadas de fumadores entre a sua força de trabalho do que entre os profissionais de colarinho branco. As disparidades no consumo de tabaco entre os dois grupos podem ser explicadas pelos níveis de stress mais elevados dos condutores de autocarro, por oposição aos trabalhadores com profissões menos stressantes.[9]

Garantir a segurança dos condutores é crucial, e a ergonomia surge como um fator-chave para minimizar os riscos de lesões. Isto implica a realização de ajustamentos no local de trabalho, a implementação de alterações administrativas e a educação dos condutores. A abordagem de factores como a posição sentada prolongada, a vibração de todo o corpo e o ajuste ergonómico entre os condutores e o seu ambiente, incluindo os assentos dos veículos, são essenciais para criar uma experiência de condução mais segura.[10] Este estudo salienta a escassez de questões relacionadas com o stress e a saúde entre os condutores de autocarros no sector organizado, como a Karnataka State Road Transport Corporation (KSRTC). O seu objetivo é obter informações sobre os padrões de trabalho dos trabalhadores da KSRTC, examinando o âmbito do stress e da morbilidade profissionais. Os resultados pretendem servir de base para o desenvolvimento de programas e políticas de saúde orientados para a abordagem dos riscos para a saúde no trabalho, salientando a importância de explorar a prevalência e os factores que contribuem para o stress profissional entre os motoristas de autocarro da KSRTC em Kolar, Karnataka, no sul da Índia.

1.1 Declaração do problema

O stress profissional entre os condutores de autocarros é uma questão premente, tanto a nível internacional como na Índia. Na Índia, os trabalhadores do sector dos transportes, incluindo os condutores de autocarros, não estão muitas vezes abrangidos pela legislação laboral e por programas de proteção social, o que cria condições de trabalho perigosas e níveis elevados de doenças relacionadas com o stress.[11]

As doenças não transmissíveis são um dos problemas mais críticos a nível mundial, sendo responsáveis por 40 milhões de mortes por ano ou 70% da taxa de mortalidade global. Entretanto, uma outra questão chocante é a morte prematura devido às DNT: 15 milhões de pessoas morrem anualmente devido às DNT com menos de 70 anos de idade. Além disso, mais de 80% destas mortes prematuras ocorrem em países de baixo e médio rendimento, o que sublinha a necessidade premente de intervenções abrangentes e equitativas para resolver este problema crítico de saúde pública.[12]

O stress profissional é uma preocupação significativa entre os condutores de todo o mundo. A investigação indica que cerca de um terço dos condutores profissionais apresenta níveis de stress ligeiros a moderados, sendo que os condutores de veículos pesados enfrentam maior stress do que os condutores de veículos ligeiros, especialmente no que se refere à sobrecarga de trabalho e ao conflito de papéis. [13]Um estudo realizado em condutores de autocarros de Bombaim, na Índia, revelou a prevalência de hipertensão (24%) e de problemas lombares (79%), estabelecendo uma ligação clara entre o stress profissional e estes problemas de doenças não transmissíveis.[14] Estes resultados sublinham a necessidade premente de intervenções para aliviar o stress profissional entre os condutores a nível mundial.

CAPÍTULO 2

OBJECTIVO OF ESTUDO

2. OBJECTIVOS DO ESTUDO

Entre os condutores de autocarros da KSRTC em Kolar,

1. Determinar o nível de stress na profissão entre os condutores de autocarros do KSRTC.
2. Determinar a associação entre o stress e os factores relacionados com a profissão.
3. Avaliar o estado de saúde dos condutores do KSRTC.

CAPÍTULO 3

REVISÃO DE LITERA TURE

3. REVISÃO DA LITERATURA

3.1 Stress profissional

O stress é definido como uma condição psicológica comum resultante de uma dinâmica de trabalho inadequada. O stress foi inicialmente descrito como a resposta geral do organismo às exigências, provocando alterações fisiológicas em situações de emoção intensa. Segundo a OMS (Organização Mundial de Saúde), o stress foi categorizado em três fases: alarme, resistência e exaustão. A fase inicial, marcada pelo aumento da produção de adrenalina, promove o estado de alerta e a produtividade. Posteriormente, entram em ação os mecanismos de defesa para manter o equilíbrio. No entanto, o stress persistente leva a efeitos nocivos como a doença, a depressão e a diminuição da concentração. A fase de exaustão, caracterizada por uma perturbação do equilíbrio, manifesta-se em várias condições, como hipertensão, depressão e até resultados fatais.[15]

Quadro A- Fases do stress segundo a OMS

Fases do stress	Sinais	Sintomas
Alarme	Taquicardia	Suores, tremores, respiração rápida.
	Maior vigilância	Dificuldade em concentrar-se, sentir-se tenso ou ansioso.
	Ativação da resposta de luta ou fuga	Irritabilidade, inquietação, dificuldade em dormir
Resistência	Taquicardia	Problemas digestivos (por exemplo, dor de estômago, diarreia)
	Níveis elevados e sustentados de hormonas do stress	Dores de cabeça, tensão muscular, fadiga, alterações de humor, sensação de sobrecarga,
Exaustão	Fadiga crónica	Burnout, sentimento esgotamento emocional, apatia
	Maior suscetibilidade a	Doenças frequentes ,

	doenças	enfraquecimento do sistema imunitário, depressão, ansiedade, sentimentos de desespero

O stress profissional pode ser definido como as reacções cognitivas, emocionais e fisiológicas que um indivíduo experimenta quando se apercebe de um desequilíbrio entre as exigências do seu papel e a capacidade de lidar com essas exigências. Este desequilíbrio desencadeia reacções psicológicas, físicas e comportamentais negativas. Os sintomas podem incluir sentir-se sobrecarregado, exausto e com dificuldades em satisfazer as expectativas profissionais, o que acaba por afetar o desempenho profissional e o bem-estar geral.[16]

3.2 Perspetiva histórica do stress profissional

A perspetiva histórica do stress profissional revela uma trajetória marcada pela evolução da dinâmica social e organizacional. As primeiras análises do stress no local de trabalho surgiram em meados do século XX, centrando-se inicialmente nos impactos fisiológicos e psicológicos nos trabalhadores. O trabalho de Hans Selye, na década de 1930, lançou as bases da compreensão, destacando a resposta do corpo aos factores de stress. Ao longo do tempo, a concetualização do stress profissional expandiu-se para abranger factores contextuais mais amplos, como as exigências do trabalho, o controlo e o apoio social. Nas décadas de 1970 e 1980, assistiu-se a um aumento do interesse pela gestão do stress e pelas intervenções organizacionais, impulsionado pela crescente consciencialização dos seus efeitos prejudiciais para a saúde e a produtividade. A este respeito, é crucial considerar um período específico para perceber as tendências relacionadas com o stress profissional e descrever este fenómeno, que é totalmente eliminado nos contextos dos locais de trabalho contemporâneos.[17]

Em meados do século XX, surgiram muitos quadros conceptuais e abordagens para a compreensão do stress. Incluem, por exemplo, a síndrome de adaptação geral de Selye e o modelo transacional de stress de Lazarus, todos eles fornecendo a visão há muito procurada da perceção humana e da resposta às circunstâncias. Os conhecimentos da OMS fornecem um contexto valioso para a compreensão da natureza multifacetada do stress no local de trabalho, traçando as suas raízes desde as primeiras conceptualizações até às perspectivas contemporâneas. Esta perspetiva histórica serve de quadro de referência para académicos e profissionais, facilitando uma análise abrangente das intervenções e estratégias destinadas a atenuar os factores de stress no local de trabalho e a promover ambientes de trabalho mais saudáveis.[18]

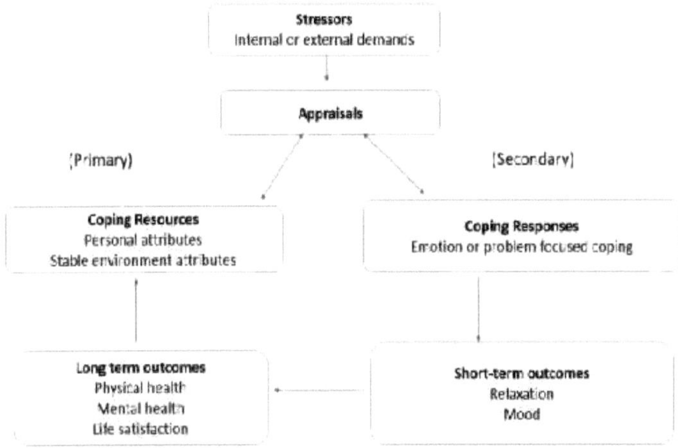

Figura 1: Modelo transacional de stress e coping (Richard Lazarus e Folkman,1984)[19]

O conceito de "stress" teve origem no campo da engenharia para caraterizar a pressão física tangível exercida sobre uma estrutura. No entanto, em meados da década de 1930, o termo ganhou uma nova dimensão com a publicação do artigo "A Syndrome Produced by Diverse Nocuous Agents" na Nature (Selye, 1936). Este trabalho seminal debruçou-se sobre experiências realizadas em ratos expostos a "agentes nocivos agudos não específicos", designados por "stressores". Estes factores de stress englobavam uma série de estímulos adversos, como a exposição ao frio, a lesão cirúrgica, o choque espinal, o esforço muscular excessivo ou a administração de medicamentos sub-letais. Durante a fase inicial pós-lesão, os ratos apresentaram um encolhimento do timo, afectando a produção de células T cruciais para a imunidade. Subsequentemente, as regiões cerebrais responsáveis pelo crescimento fizeram uma pausa nas operações, reafectando estrategicamente os recursos para dar prioridade às funções vitais do corpo em detrimento da manutenção do crescimento.[20]

De acordo com a OMS, existem três tipos principais de stress

3.2.1 Stress agudo

A Organização Mundial de Saúde (OMS) reconhece o stress agudo como um problema de saúde significativo devido ao seu potencial para afetar negativamente o bem-estar físico e mental dos indivíduos. O stress agudo refere-se a uma reação de curto prazo a um stressor ou acontecimento específico, normalmente caracterizado por sintomas como aumento do ritmo cardíaco, respiração rápida, tensão muscular e alerta elevado.[21]

3.2.2 Stress agudo episódico

O stress agudo episódico ocorre quando uma pessoa tem episódios repetidos de stress agudo. As pessoas com stress agudo episódico sofrem de dores de cabeça frequentes ou dores nas costas, são irritáveis, tensas e geralmente estão no limite, têm dores no peito, taquicardia ou enxaquecas, tudo devido ao stress contínuo. Este stress pode ter consequências graves para o nosso bem-estar físico e mental. O stress pode levar a disfunções cognitivas e afetar negativamente a vida pessoal e profissional de um indivíduo.

O stress agudo episódico pode ter implicações graves para a saúde dos indivíduos, conduzindo a doenças como perturbações de ansiedade, depressão, hipertensão e doenças cardiovasculares. Pode também afetar as funções cognitivas e diminuir a qualidade de vida em geral.[22]

Quadro B - Resumo dos sinais e sintomas associados a cada tipo de stress segundo a classificação da OMS

Tipo de stress	**Sinais**	**Sintomas**
Stress agudo	• Taquicardia • Transpiração • Respiração rápida	• Ansiedade • Irritabilidade • Tensão muscular
Stress episódico	• Recorrente dores de cabeça • Problemas digestivos • Hipertensão	• Preocupação persistente • Fadiga • Perturbações do sono
Stress crónico	• Insónia • Fadiga • Sentir-se sem esperança • Irritabilidade	• Depressão • Apatia • Retirada social

3.2.3 Stress crónico

O stress crónico, caracterizado pela exposição prolongada a factores de stress, tais como pressões no trabalho, tensões financeiras ou preocupações com a saúde, não só prejudica o desempenho profissional com uma diminuição da concentração e da motivação, como também representa uma grave ameaça para o bem-estar físico e mental. Esta tensão persistente pode perturbar a função imunitária, conduzindo a complicações de saúde duradouras e à deterioração da qualidade de vida, o que realça a necessidade crítica de estratégias eficazes de gestão do stress para salvaguardar tanto o sucesso profissional como a saúde pessoal.[23]

3.3 Causas do stress

A OMS identifica várias causas de stress, que podem incluir factores como o stress relacionado com o trabalho, problemas financeiros, conflitos interpessoais, grandes mudanças na vida e acontecimentos traumáticos.

Stress relacionado com o trabalho: Exigências elevadas, horários longos, insegurança no emprego, falta de controlo sobre as condições de trabalho e conflitos com colegas ou superiores podem contribuir para o stress no local de trabalho.

Problemas financeiros: A luta contra a dívida, o desemprego, a pobreza ou a incapacidade de cumprir as obrigações financeiras podem ser fontes significativas de stress para os indivíduos e as famílias.

Conflitos interpessoais: As dificuldades nas relações com familiares, amigos ou parceiros românticos, bem como os conflitos no seio de grupos sociais ou comunidades, podem conduzir ao stress.

Grandes mudanças na vida: O casamento, o divórcio, a mudança para um novo local, o nascimento de um bebé e até a morte de um membro da família são mudanças importantes na vida e podem ser grandes factores de stress.

Acontecimentos traumáticos: A exposição à violência, a catástrofes naturais, a acidentes ou a outras experiências traumáticas pode ter efeitos psicológicos duradouros e contribuir para o stress.

"Este modelo sugere que as elevadas exigências do trabalho, o baixo controlo do trabalho e o baixo apoio social podem levar a um aumento dos níveis de stress entre os trabalhadores"

Long Hours
Office politics
Unfairness
Causes of workplace stress
Lack of job security
Lack of acknowdgments or rewards
Little or no control over worksplace activities

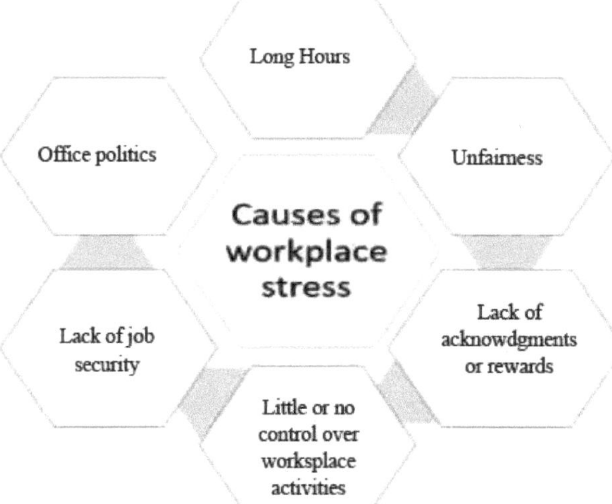

Figura 2- Algumas das razões citadas para o stress no local de trabalho [24]

O stress no trabalho é semelhante a uma doença persistente prevalecente na geração mais jovem de hoje, que pode prejudicar significativamente o desempenho e o bem-estar físico e mental geral de um indivíduo. Esta aflição é alimentada por vários factores, como a concorrência intensa, colegas que não dão apoio e o espetro iminente da insegurança no emprego.[25]

3.4 Papel dos motoristas de autocarro nos transportes públicos

A condução de autocarros é uma atividade omnipresente que envolve a condução de um veículo para se transportar a si próprio ou a outros de um local para outro. Requer uma combinação de competências, incluindo coordenação, atenção e conhecimento das regras e regulamentos de trânsito. Para além da sua função prática, a condução pode também ser uma fonte de prazer, oferecendo liberdade e independência para explorar novos destinos.[26]

Os motoristas de autocarro são fundamentais para garantir a segurança e a comodidade dos passageiros durante as suas viagens. O conforto dos passageiros nas suas viagens de autocarro é fortemente influenciado pela abordagem adoptada pelos motoristas de autocarro ao volante. A utilização de métodos de condução suaves e compostos não só garante a segurança, como também melhora a experiência geral dos passageiros. Ao manter uma velocidade consistente, evitar movimentos bruscos e proporcionar uma viagem sem interrupções, os motoristas podem aumentar significativamente o conforto dos passageiros e minimizar o risco de desconforto relacionado com o movimento.[27]

O papel crucial que os condutores de autocarros desempenham para garantir a eficiência e a segurança das operações de trânsito, ao mesmo tempo que realçam os factores de stress significativos com que se deparam diariamente. Factores como o congestionamento do tráfego, os horários apertados, o comportamento indisciplinado dos passageiros e a pressão constante para cumprir os objectivos de desempenho surgiram como principais elementos indutores de stress.[28]

3.5 Quadro teórico utilizado no stress profissional

Teoria do stress Teoria do stress Comece por conhecer as teorias gerais do stress, como o Modelo Transacional de Stress e Coping de Richard Lazarus e Susan Folkman. Este modelo sugere que o stress é produzido quando um indivíduo se apercebe de uma discrepância entre as exigências de uma situação e a sua capacidade de lidar com essas exigências.[29] Além disso, este modelo pode ser extrapolado para o domínio da condução de autocarros, uma vez que os condutores enfrentam numerosos factores de stress, tais como lidar com congestionamentos de tráfego intenso ou horários e passageiros rigorosos e, além disso, são obrigados por lei a cumprir rigidamente uma miríade de protocolos de segurança.

"Modelo de apoio ao controlo das exigências do trabalho (JCDS): Este modelo, proposto por Robert Karasek e Theorell, examina a interação entre as exigências do trabalho, o controlo do trabalho e o apoio social na influência dos níveis de stress.[30]

"Este modelo sugere que as elevadas exigências do trabalho, o baixo controlo do trabalho e o baixo apoio social podem levar a um aumento dos níveis de stress entre os trabalhadores."

EXIGÊNCIAS DO TRABALHO (carga de trabalho, pressão, tempo)

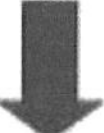

CONTROLO DO TRABALHO (autoridade para tomar decisões, variedade de competências)

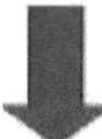

APOIO SOCIAL (Col laegue, supervisor, família)

Figura 3. Modelo Job Demand-Control-Support (JDCS)[31] No contexto dos motoristas de autocarro da KSRTC, as exigências do trabalho podem incluir factores como a carga de trabalho e a pressão do tempo, enquanto o controlo do trabalho pode referir-se à medida em que os motoristas têm autonomia e autoridade para tomar decisões. O apoio social pode vir de colegas, supervisores ou membros da família e pode amortecer os efeitos negativos do stress na saúde.

Modelo de Desequilíbrio Esforço-Recompensa - Este modelo demonstra o desequilíbrio crescente entre os esforços realizados no trabalho e as recompensas que se recebem em troca.[32] Considerando que este modelo se aplica aos condutores de autocarros em termos do esforço que fazem no seu trabalho (por exemplo, longas horas, lidar com o trânsito) versus as recompensas que recebem (por exemplo, salário, satisfação no trabalho). O desequilíbrio nesta equação pode levar a um aumento do stress e a resultados adversos para a saúde.

Este fluxograma ilustra a relação cíclica entre o esforço, as recompensas, o desequilíbrio percebido e os resultados, salientando a forma como os desequilíbrios na relação esforço-recompensa podem afetar as experiências e os comportamentos dos indivíduos no local de trabalho.

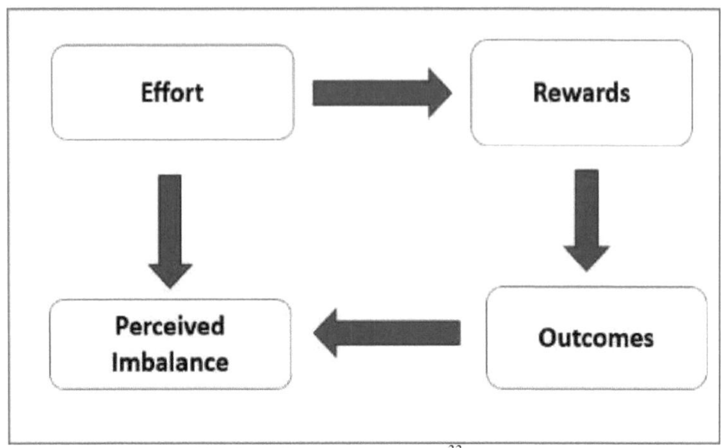

Figura 4. Modelo de Desequilíbrio Esforço-Recompensa[33]

Modelo Biopsicossocial de Saúde - George Engel desenvolveu uma perspetiva biopsicossocial da saúde e da doença para lidar com a interligação entre factores biológicos, psicológicos e sociais no ser humano. [34,35] O estado de saúde e as suas consequências, que o modelo sugeriu terem mudado devido ao stress profissional dos condutores de autocarros, aplica-se a outras condições físicas (por exemplo, doenças cardiovasculares, problemas músculo-esqueléticos), mentais (por exemplo, ansiedade, depressão) ou de bem-estar social (por exemplo, relações e qualidade de vida). Factores biológicos, psicológicos e sociais que interagem para influenciar o estado de saúde.

Modelo biopsicossocial de saúde

Estado de saúde

Factores biológicos (Genética, Fisiologia)

Factores psicológicos (estado de espírito, personalidade)

Factores sociais (estatuto socioeconómico, relações)

Figura 5. Modelo de Saúde Biopsicossocial[36]

3.6 Factores que contribuem para o stress profissional dos condutores de autocarros

Quadro C - Factores determinantes do stress profissional dos condutores de autocarros do KSRTC

Factores sociais	Biopsicossocial Factores	Factores relacionados com a saúde
1. Idade	1. Longas horas de condução (>12 horas)	1. Diabetes
2. Estado civil	2. Congestionamento	2. Hipertensão

	do tráfego	
3. Experiência profissional	3. Perturbações do sono	3. Excesso de peso e Obesidade
4. Carga de trabalho	4. Clima condições	4. Influência de abuso de substâncias
5. Conflitos interpessoais e relações com os clientes		5. Inatividade física
6. Insegurança no emprego c factores económicos		6. Músculo-esquelético perturbações

O quadro acima sintetiza os principais factores que influenciam os níveis de stress neste grupo profissional de condutores de autocarros. Fornece uma panorâmica organizada das determinantes sociais, biopsicossociais e relacionadas com a saúde do stress, que reflecte a concorrência entre as caraterísticas pessoais, por um lado, e os factores relacionados com o trabalho e com a saúde, por outro, que criam tensões. É o quadro de que necessitamos para compreender a forma como o stress no trabalho pode ocorrer entre os condutores de autocarros.

3.6.1 Factores sociais

Os motoristas de autocarro, enquanto trabalhadores essenciais nos sistemas de transportes públicos, enfrentam numerosos factores de stress relacionados com a sua profissão. A compreensão destes factores é crucial para abordar o stress profissional e os seus efeitos na sua saúde.

a) Idade

A idade é um fator significativo que influencia o stress profissional dos motoristas de autocarro. A natureza do stress pode ser adicionalmente complicada pela idade e experiência (os jovens condutores sentem mais stress devido à inexperiência), aptidão física (os condutores activos com boa saúde física e visão podem ser subsequentemente incapazes de lidar com os horários e a programação) e expectativas (os condutores menos experientes podem sentir maior stress devido ao aumento das expectativas).[37] Os jovens condutores tendem a sentir ansiedade em consequência da insegurança no emprego e da ansiedade em relação ao desempenho, ao passo que os condutores mais velhos são mais susceptíveis de sofrer de stress devido a problemas de saúde física e a preocupações com a segurança da reforma. Envelhecimento - os problemas de saúde normais relacionados com a idade, tais como visão deficiente, perda de audição e tempos de reação mais lentos, podem criar níveis mais elevados de stress que podem levar a uma diminuição do desempenho profissional global e da segurança no local de trabalho.[38]

Um estudo transversal realizado por Kashani et al. na cidade de Teerão, no Irão, em 2018, para descobrir o peso dos factores de stress nos condutores jovens e mais velhos. Os jovens condutores estavam preocupados com a falta de experiência, a segurança no emprego e o mau desempenho dos condutores, enquanto os condutores mais velhos estavam preocupados com a saúde física e a segurança na reforma.[39]

Um estudo realizado por Yanning Zhao entre motoristas de autocarros urbanos no Japão (2018) com o objetivo de descobrir o impacto da idade no stress profissional entre motoristas de autocarros urbanos com a ajuda de uma escala de auto-relato e

parâmetros fisiológicos. Os investigadores concluíram que um trabalho de condução de autocarros pode ser demasiado stressante em termos de horas e de horários, em especial para os condutores mais velhos, que têm uma probabilidade significativamente menor do que os condutores mais jovens de referir uma saúde física e uma visão deficientes.

Um estudo realizado por Sharma et al. em Rajasthan, na Índia, concluiu que os jovens condutores de autocarros com idades compreendidas entre os 18 e os 23 anos eram os mais afectados por lesões causadas pelo tráfego rodoviário. O estudo salientou que as atitudes em matéria de segurança rodoviária, incluindo a adesão às regras de trânsito, o comportamento agressivo, o envolvimento em actividades/distracções não relacionadas com a condução, a responsabilidade na condução e a falta de cuidado, desempenharam um papel significativo nestes incidentes.[40]

b) Estado civil

O estado civil é um fator importante que afecta o stress profissional dos motoristas de autocarro. Os motoristas casados têm obrigações familiares, o que pode gerar muita pressão. Os conflitos familiares e a redução do tempo passado com os entes queridos devido às longas horas de condução (mais de 15 horas) contribuem significativamente para o aumento dos níveis de stress entre os motoristas. Entretanto, os condutores solteiros tendem a ser mais solitários, com menos apoios sociais, o que pode levar a mais stress. Vários estudos demonstraram que os conflitos conjugais, a falta de apoio social, bem como os problemas relacionados com a família, que afectam o condutor casado e recém-casado, são grandes fontes de stress para o condutor.[15]

Um estudo realizado com motoristas de autocarros de longo curso na Nigéria em 2022 revelou uma associação significativa entre a perceção de stress e o estado civil. Embora o estudo não tenha atribuído diretamente os níveis de stress ao estado civil, salientou que o estado civil pode influenciar o stress através de factores relacionados, como o apoio social, a comunicação e a dinâmica da relação.[41]

Taklikar realizou um estudo transversal entre motoristas de autocarro na Índia para estudar o stress profissional, mas o estudo não relacionou diretamente o stress profissional com o estado civil. O casamento, por outro lado, parece ter um efeito nos níveis de stress dos indivíduos, através de factores como o apoio social, os padrões de comunicação, a dinâmica de interação e o estado civil.[42]

c) Experiência profissional

Os condutores experientes podem ver mais compaixão e mecanismos de sobrevivência nestas experiências e ter uma maior tolerância ao stress no trabalho. No entanto, a exposição prolongada ou repetida a riscos profissionais e ao stress a longo prazo também pode resultar em esgotamento ou stress crónico. Em contrapartida, os condutores com pouca ou nenhuma experiência podem estar sujeitos a stress adicional, porque podem não estar familiarizados com a estrada, não têm a confiança necessária para ultrapassar e têm medo de ter um acidente.[38]

Um estudo realizado por Sergio et al em 2017 revelou que os condutores de autocarros colombianos apresentavam níveis significativos de stress relacionado com o trabalho e de esgotamento, apesar de uma média de 18,63 anos de experiência na condução, o que, por sua vez, conduzia a um menor desempenho e bem-estar no trabalho.[43]

Um estudo realizado por Hiroshi Nakai, no Japão, entre os condutores de autocarros em 2014, avaliou com um inquérito por questionário concebido como uma ferramenta de autodiagnóstico para os condutores de autocarros. Os resultados indicaram que os motoristas de autocarro mais velhos e mais experientes tendiam a apresentar níveis de stress mais baixos.[44]

Yevheniia Hlotovar realizou um estudo com motoristas de autocarro em Estocolmo, na Suécia, em 2014. Os dados foram auto-reportados através de questionários que os condutores de autocarros responderam antes e depois dos seus turnos. Os motoristas de autocarro inexperientes apresentavam níveis de stress mais elevados do que os mais experientes, o que sugere uma correlação entre o stress e a experiência profissional.[45]

d) Carga de trabalho: As elevadas exigências profissionais, incluindo longas horas de trabalho, horários apertados e condições de tráfego intenso, contribuem significativamente para o stress dos motoristas de autocarro.[4,46]

e) Congestionamento do tráfego e preocupações com a segurança rodoviária: Lidar com tráfego intenso, construção de estradas e condições de condução imprevisíveis pode ser stressante para os condutores de autocarros. As preocupações com a segurança rodoviária e o risco de acidentes podem aumentar os seus níveis de stress.[28,47]

f) Trabalho por turnos e horários irregulares: Os condutores de autocarros trabalham regularmente de manhã cedo, à noite, aos fins-de-semana e feriados. Podem sofrer de fadiga se forem obrigados a trabalhar frequentemente em turnos irregulares, o que também tem implicações elevadas em termos de stress.[5,48]

g) Ambiente de trabalho e desconforto físico: As exigências físicas da condução, tais como estar sentado durante muito tempo, a exposição a vibrações e os níveis de ruído no interior do autocarro, podem contribuir para o desconforto e o stress dos condutores de autocarros.[49]

h) Conflitos interpessoais e relações com os clientes: Lidar com passageiros difíceis, conflitos com colegas de trabalho ou supervisores e gerir as interações com os passageiros podem ser fontes de stress para os motoristas de autocarro.[50]

i) Insegurança no emprego e factores económicos: As preocupações com a segurança no emprego, os salários e os benefícios também podem contribuir para o stress entre os motoristas de autocarro. Os factores económicos, como a inflação e o aumento do custo de vida, podem aumentar o stress financeiro.[51]

j) Falta de controlo e de autonomia: Os condutores de autocarros podem ter controlo sobre a forma como conduzem, mas não sobre onde ou quando são controlados por um horário, itinerários e tempos de pausa, o que leva a sentimentos de impotência e falta de autonomia, que são factores de stress.[52]

k) Desequilíbrio entre trabalho e vida pessoal: Equilibrar as responsabilidades profissionais com a vida pessoal e familiar pode ser um desafio para os motoristas de autocarro, especialmente devido à sua irregularidade
horários de trabalho e padrões de turnos, o que provoca stress e conflitos.[53]

3.6.2 Factores relacionados com a saúde

(a) Saúde cardiovascular: O stress profissional tem sido associado a doenças cardiovasculares (DCV) entre os condutores de autocarros. A natureza do seu trabalho, incluindo as longas horas de trabalho, o congestionamento do tráfego e o tratamento de questões relacionadas com os passageiros, pode contribuir para aumentar os níveis de stress. Segundo a investigação, os condutores de autocarros com elevados níveis de stress têm maiores probabilidades de desenvolver hipertensão, doença coronária e outros problemas cardiovasculares.[5,54]

(b) Saúde mental: Os níveis de stress e a saúde mental dos motoristas de autocarro são muito afectados pelas exigências do trabalho, muitas vezes em ambientes difíceis. Segundo estudos realizados, os motoristas de autocarro são afectados por factores como os horários de trabalho longos e irregulares, os passageiros difíceis, entre outros.[55]

(c) Saúde física: O stress profissional pode também afetar a saúde física dos condutores de autocarros. Estudos revelaram associações entre o stress e as perturbações músculo-esqueléticas, como dores nas costas e no pescoço, nos condutores de autocarros. Estes problemas de saúde, frequentemente encontrados em condutores comerciais, resultam não só dos factores de stress associados ao trabalho, mas também das tensões relacionadas com a própria condução.[56]

(d) Perturbações do sono: Os condutores de autocarros com elevados níveis de stress profissional podem também sofrer de perturbações do sono. Os horários de trabalho irregulares, as longas horas de trabalho e a necessidade de se manterem alerta enquanto conduzem podem contribuir negativamente para perturbar os padrões de sono, o que pode levar a insónias ou a qualquer outro distúrbio do sono. Os condutores de autocarros com elevado stress que dormem mal têm um risco acrescido de doença coronária, acidente vascular cerebral e até de trabalharem doentes.[57]

Há muito que o stress profissional é reconhecido como um determinante crucial dos resultados em matéria de saúde, em especial em ambientes de trabalho de alta pressão, como os sectores dos transportes, como o KSRTC. Trabalhar em ambientes de alta pressão pode levar ao stress profissional, resultando potencialmente em consequências negativas para a saúde. As perturbações do sono reflectem frequentemente os desafios do trabalho em offshore, o que pode contribuir ainda mais para este stress. Os trabalhadores por turnos, que enfrentam desafios únicos, podem sofrer um aumento do stress, incluindo irritabilidade e intolerância às condições de trabalho. A aplicação de estratégias de gestão do stress, como a abordagem Consciência-Análise-Ação, pode ser benéfica tanto para os indivíduos como para as organizações na resolução destes problemas. Além disso, a intervenção e o apoio eficazes podem ser facilitados através da escuta ativa e da comunicação. As entidades patronais devem reconhecer os efeitos prejudiciais dos ambientes de trabalho de alta pressão no bem-estar dos trabalhadores e aplicar medidas para aliviar o stress, promovendo simultaneamente um ambiente de trabalho e de vida equilibrado.[58] No contexto dos condutores de autocarros do KSRTC, cujas funções exigem períodos de concentração prolongados, lidar com as complexidades do tráfego e horários irregulares, é fundamental compreender a relação entre o stress profissional e a saúde.

3.7 Prevalência de factores que afectam a condução

Os factores mais possíveis, identificados em vários estudos realizados em todo o mundo, estabeleceram que estes são os factores de risco, como o congestionamento do tráfego, as condições das estradas, as condições meteorológicas, o trabalho por turnos e os horários irregulares. Um estudo de revisão sistemática e meta-análise realizado por Sharon demonstrou que as longas horas de condução estão associadas a vários factores de risco possíveis, como o congestionamento do tráfego, níveis elevados de fadiga, problemas músculo-esqueléticos e perturbações psicológicas entre os condutores.[59] Um estudo realizado por Afrin na Suíça demonstrou que o congestionamento do tráfego, as más condições das estradas e as condições meteorológicas adversas estão associadas a níveis elevados de stress entre os condutores, o que se manifesta não só por um desempenho deficiente, mas também por um aumento do risco de acidentes entre os condutores afectados.[60,61]

Um estudo realizado por Fraizer com os dados de um inquérito longitudinal nacional revelou que o trabalho por turnos e os horários irregulares perturbam o ritmo circadiano, contribuindo para distúrbios do sono, fadiga e diminuição geral do bem-estar dos condutores.[28,62] Por outro lado, um estudo transversal realizado na Índia por Nidhi et al indicou que a aplicação de tecnologias como o GPS e os sistemas de assistência ao condutor tinha potencial para reduzir o stress e melhorar o desempenho da condução.[63]

Mohsen Amira et al. referiram uma prevalência de 83,2% de stresse profissional entre os condutores de autocarros no Egito[64] , enquanto Useche et al. referiram uma prevalência de 40% de stresse entre os condutores de autocarros na Colômbia[65] , e Taklikar et al. (2018) encontraram uma prevalência de 57,8% de stresse entre os condutores de autocarros na Índia.[42] Além disso, Bathija et al. comunicaram uma prevalência de 80% entre os condutores de autocarros. Estes estudos demonstram as diferenças no stress profissional entre os condutores de autocarros noutros países.

O quadro seguinte apresenta a prevalência do stress profissional entre os motoristas de autocarro em vários países (Quadro A).

Quadro D - Prevalência do stress profissional entre os condutores em diferentes países

	Autor	**País e Ano**	**Grupo**	**Ferramenta de estudo**	**Prevalência**
1	Mohsen Amira et al,[64]	Egito 2019	Motoristas de autocarros	Questionário do Instituto Americano de Stress	83.2%

2	Illangasinghe el al.,[66]	Sri Lanka 2021	Motoristas de autocarros	Questionário estruturado validado	52.36 %
4	Oyapero et al,[41]	Nigéria 2022	Motoristas de autocarros	Percebida escala de stress	62%
5	Useche et al,[65]	Colômbia 2022	Motoristas de autocarros	Perguntas sobre o conteúdo do trabalho	40%
6	Rajabali hokmabadi et al,[67]	Irão 2018	Motoristas de autocarros	Questionário padrão de Philip el Rice sobre o stress no trabalho	97%
7	Rahimpour et al,[68]	Paquistão 2020	Condutores	Questionário estruturado validado	33.2%
8	Patel et al[69]	Índia 2021	Motoristas de autocarros	Índice de stress profissional (OSI)	44.32 %
9	Taklikar et al.[42]	Índia 2018	Motoristas de autocarros	Questionário sobre queixas de saúde relacionadas com o stress	57.8%
10	Bathija et al,[70]	Índia 2014	Motoristas de autocarros	Questionário estruturado, pré-formulado e pré-testado	80%
11	Rathi et al,[71]	Índia 2019	Condutores	Escala de Depressão, Ansiedade e Stress (DASS-21)	58.3%

A prevalência do stress profissional entre os motoristas varia significativamente entre os diferentes países, como evidenciado pela revisão da literatura. Entre os estudos revistos, destaca-se a elevada prevalência, com Rajabali Hokmabadi et al. (2018) a relatarem uma taxa alarmante de 97% entre os condutores de autocarros no Irão, avaliada utilizando o questionário de stress no trabalho padrão de Philip el Rice. Por outro lado, Illangasinghe et al. (2021) encontraram uma prevalência relativamente baixa de 52,36% entre os motoristas de autocarro no Sri Lanka, utilizando um questionário estruturado validado.

3.7.1 FACTORES BIOPSICOSSOCIAIS

1. Longas horas de condução (mais de 12 horas)

Refere-se normalmente às horas e padrões específicos em que os trabalhadores são escalados para trabalhar, muitas vezes alternando entre diferentes horas do dia ou dias da semana. Estes turnos podem incluir horários matinais, vespertinos, noturnos e noturnos, bem como horários alargados ou irregulares, tais como turnos repartidos ou regimes de permanência.[72]

Os condutores de autocarros de longo curso enfrentam frequentemente um stress profissional significativo, principalmente devido ao seu horário de trabalho prolongado e aos seus horários imprevisíveis. O facto de trabalharem muitas horas, normalmente mais de 11 horas por dia, pode aumentar significativamente a probabilidade de estes condutores consumirem grandes quantidades de cafeína. Além disso, trabalhar mais de 48 horas por semana foi considerado um fator de risco independente tanto para o stress profissional como para os sintomas depressivos entre os estafetas.[73]

Quadro E-Padrões Globais: Prevalência de horas de condução prolongadas (>12 horas) entre os condutores de autocarros

SL NÃO	Nome dos autores, ano	País, ano	Ferramenta de estudo	Longas horas de condução (>12 horas) (%)
1.	Varela-Mato et al,[8]	Unidos Reino 2016	inclinómetro activPAL3	62.5%
2.	Sun et al,[63]	China,2022	Índice de tensão fisiológica (PSI)	32.5%
3.	Hokmabadi et al,[64]	Teerão, 2019	Questionário de segurança do condutor	44.5%
4.	Leechawengwongs et al,[65]	Tailândia 2006	Escala de sonolência de Epworth	61%
5.	Michida et al,[66]	Thaiwan,2001	Teste de latência múltipla do sono	48%
6.	Iridiastadi et al,[67]	Indonésia,2020	Ocupacional sueco Fadiga Inventário de Sonolência (SOFI) e a Escala	52%

			de Sonolência de Karolinska (KSS)	
7.	Sebastina K V[62]	Índia,2019	Questionário sobre o stress no trabalho	38.5%

A revisão global da literatura sobre a prevalência de horas de condução prolongadas (> 12 h) entre os condutores de autocarros mostra que existe uma elevada heterogeneidade entre a prevalência relatada por diferentes estudos e regiões, a maior prevalência de longas horas de condução foi relatada por Varela-Mato et al. (2016) no Reino Unido, com 62,5% dos condutores de autocarros a trabalharem horas prolongadas, conforme medido pelo inclinómetro activPAL3. Em contrapartida, Sun et al. (2022) registaram uma prevalência significativamente inferior de 32,5% na China, utilizando o Physiological Strain Index (PSI). A natureza generalizada deste problema numa série de populações de condutores de autocarros parece ser semelhante em diferentes países e métodos de avaliação, embora com uma variação acentuada entre países na frequência de horas de condução prolongadas.

2. **O congestionamento de tráfego** refere-se a uma situação em que o volume de veículos na estrada excede a capacidade da rede rodoviária, provocando velocidades mais lentas, tempos de viagem mais longos e atrasos. Esta situação é frequentemente desencadeada por factores como a construção de estradas, acidentes, infra-estruturas inadequadas, crescimento demográfico e horas de ponta.

Em situações de grande congestionamento do tráfego, o stress sentido pelos condutores é influenciado por uma combinação de stress profissional e da sua suscetibilidade inerente ao stress durante a condução. Independentemente dos níveis de congestionamento, a suscetibilidade inerente ao stress de um condutor prevê significativamente os seus níveis de stress. Os condutores com elevada suscetibilidade ao stress inerente e stress profissional acrescido sofrem mais stress em situações de elevado congestionamento do tráfego.[74]

Congestionamento do tráfego

Quadro F-Perspectivas globais sobre a prevalência do congestionamento do tráfego: Perspectivas de diversas regiões e anos

SL NÃO	Nome dos autores, ano	País, ano	Ferramenta de estudo	Congestionamento do tráfego (%)
1.	Leechawengwongs et al,[75]	Tailândia, 2006	Inquérito por questionário auto-respondido e	23%

			Escala de Sonolência de Epworth	
2.	Montoro et al,[65]	Coloumbia,2019	Inquérito sobre o stress na condução	52.8%
3	Afrin et al,[60]	Suíça,2018	Índice de congestionamento do segmento rodoviário	43.8%
4	Ahmed et al,[76]	Índia,2022	questionário estruturado bilingue	51.2%
5	Chakrabartty et al,[77]	Índia , 2015	Método do custo do congestionamento	34%
6	Alam et al,[78]	Índia,2013	Sistema de transporte inteligente	42%
7	Borthakur et al,[79]	Índia, 2023	Métodos de controlo dos congestionamentos baseados na densidade do tráfego (TDCCA)	48%

Com base na tabela acima, sobre as perspectivas globais da prevalência do congestionamento de tráfego, é evidente que o congestionamento de tráfego é um problema significativo em diversas regiões e anos. Altas taxas de prevalência foram observadas em estudos como Montoro et al. (2019) na Colômbia, onde a pesquisa de estresse ao dirigir indicou uma prevalência de 52,8%, e Ahmed et al. (2022) na Índia, utilizando um questionário bilíngue estruturado, relatando uma prevalência de 51,2%. Por outro lado, taxas de prevalência mais baixas foram relatadas por Leechawengwongs et al. (2006) na Tailândia, empregando um inquérito por questionário auto-respondido e a Escala de Sonolência de Epworth, com uma prevalência de 23%.

3. Perturbações do sono

Após o ajustamento para o sexo, a composição etária, o nível de escolaridade, o estado civil, o horário de trabalho e o stress no trabalho, as perturbações ou anormalidades do padrão de sono nos condutores profissionais ocorreram com uma prevalência notavelmente mais elevada do que nos trabalhadores de escritório. Além disso, existe uma relação monotónica entre o número de vezes que os condutores de camiões trabalham à noite ou ao fim do dia e as perturbações do sono nestes trabalhadores.[80] Os estudos indicam que os condutores de autocarros têm frequentemente uma duração de sono inadequada e uma má qualidade do sono, o que conduz a sonolência diurna, fadiga e aumento do risco de acidentes. [81]

Quadro G-Prevalência de perturbações do sono nos condutores de autocarros

SL NÃO	' Nome dos autores, ano	País, ano	Ferramenta de estudo	Perturbações do sono (%)
1.	Iridiastadi et al,[81]	Indonésia,2020	Escala de sonolência de Epworth	38.4%
2.	Garbarino et al,[57]	Itália, 2016	Tele-saúde avaliação	44.8%
4.	Mujawar et al,[82]	Nova Iorque,2021	Escala de Sono do Estudo e Escala de Stress Percebido-10.	47%
4.	Jeong et al,[83]	Coreia,2018	Inquérito sobre as condições de trabalho na Coreia	54.2%
5.	Vaz Fragoso et al,[84]	EUA, 2008	"Índice de Gravidade da Insónia [ISI]),(Escala de Sonolência de Epworth [ESS])"	64%
6.	Garbarino et al,[48]	Itália,2018	Sistema de apoio em linha	28.6%
7.	Nagaraj et al,[85]	Índia,2013	Índice de qualidade do sono de Pittsburg (PSQI)	51.6%

A partir do quadro acima, a revisão da literatura mostra que existe uma prevalência variável de perturbações do sono entre os condutores de autocarros em todo o mundo. A prevalência mais elevada entre as literaturas que analisei foi registada por Vaz
Fragoso et al., nos EUA, que foi de 64,0%, que utilizaram o Índice de gravidade da insónia e a Escala de sonolência de Epworth para as análises. O estudo de Garbarino et al. em Itália, que utilizou as redes sociais, foi muito inferior, com 28,6%, ou seja, mais de 35% menos, o que indica que, embora os distúrbios do sono sejam um grande problema entre os condutores de autocarros em todo o

mundo, podem ser menores em alguns países

4. Condições climatéricas

A condução está frequentemente associada a condições meteorológicas difíceis, como o calor extremo, a chuva forte, o nevoeiro ou o frio.[86] O calor extremo está frequentemente associado a um aumento do stress resultante do desconforto, da potencial desidratação e do risco de doenças relacionadas com o calor. Além disso, pode reduzir a visibilidade na estrada e, consequentemente, conduzir a uma maior probabilidade de acidentes rodoviários. As temperaturas frias são igualmente incómodas e não estão relacionadas com implicações semelhantes para a saúde. As vagas de calor ou os períodos de frio são susceptíveis de intensificar o stress e diminuir o desempenho no trabalho. As condições meteorológicas difíceis também tornam mais difícil conduzir, causando mais stress psicológico e físico nos condutores .[87]

Quadro H-Prevalência do impacto das condições meteorológicas na condução

SL NÃO	Nome dos autores	País, ano	Ferramenta de estudo	Condições meteorológicas como fator de stress (%)
1.	Sun et al,[88]	China,2022	Índice de tensão fisiológica (PSI)	28%
2.	Kaisari et al,[89]	EMIRADOS ÁRABES UNIDOS,2022	Neural Artificial Percurso da rede	44%
3.	Hatvani Kovacas et al,[90]	Austrália,2016	Modelos de alterações climáticas	33%
4.	Summala H et al,[91]	Índia, 2007	Sistema de informação meteorológica do tráfego (TWIS)	26%
5.	Asad et al,[92]	Índia,2021	Modelo probit binário	38%
6.	Bathija et al,[70]	Índia,2014	Escala de autoavaliação da depressão.	80%
7.	Chakrabarty et al,[93]	Índia,2013	Teste psicossocial, teste de simulação	14.7%

			de condução, teste de fadiga visual	

A revisão da literatura baseada no efeito das condições meteorológicas durante a condução revelou que existe uma clara variabilidade da prevalência entre os diferentes estudos relativos aos efeitos. Por exemplo, Bathija et al. (2014) registaram uma prevalência excecionalmente elevada de 80% na Índia, utilizando a escala de autoavaliação da depressão, o que indica um impacto substancial das condições meteorológicas no comportamento de condução. Por outro lado, Chakrabarty et al. (2013) encontraram uma prevalência relativamente baixa de 14,7% na Índia, utilizando vários testes psicossociais e de simulação de condução, o que sugere um impacto menor.

3.7.2 Uma paleta de saúde - O estilo de vida de um motorista de autocarro e as suas comorbilidades

As exigências da profissão podem levar a uma série de problemas de saúde e condições para os motoristas de autocarro. Estes desafios vão desde uma maior tendência para doenças cardiovasculares (DCV), obesidade, hipertensão, diabetes e perturbações psicológicas. Estes problemas de saúde são comuns entre os motoristas de autocarro e resultam de um comportamento pouco saudável, caracterizado por padrões alimentares irregulares, longos períodos de permanência na posição sentada, consumo de uma dieta desequilibrada, enquanto a investigação mostra que comportamentos como o tabagismo e o abuso de álcool também ocorrem. Doenças específicas, como a hipertensão arterial, a diabetes ou o aumento dos níveis de colesterol e de gordura, são bem frequentes entre os condutores de autocarros, devido aos problemas psicológicos do seu trabalho.[94] . Tendo em conta a sua proeminência como um dos pontos nodais mais significativos em qualquer rede de transportes do Estado, este estudo deverá analisar alguns factores de stress profissional que conduzem ao estado de saúde dos condutores de autocarros. O estudo fornecerá então uma plataforma para uma compreensão aprofundada das experiências e desafios situacionais dos motoristas de autocarro. As longas horas de trabalho, o congestionamento do tráfego e um horário apertado são fontes potenciais de stress para os motoristas de autocarro, que podem atuar como múltiplos factores potenciais de stress em diversos aspectos do seu bem-estar de saúde.

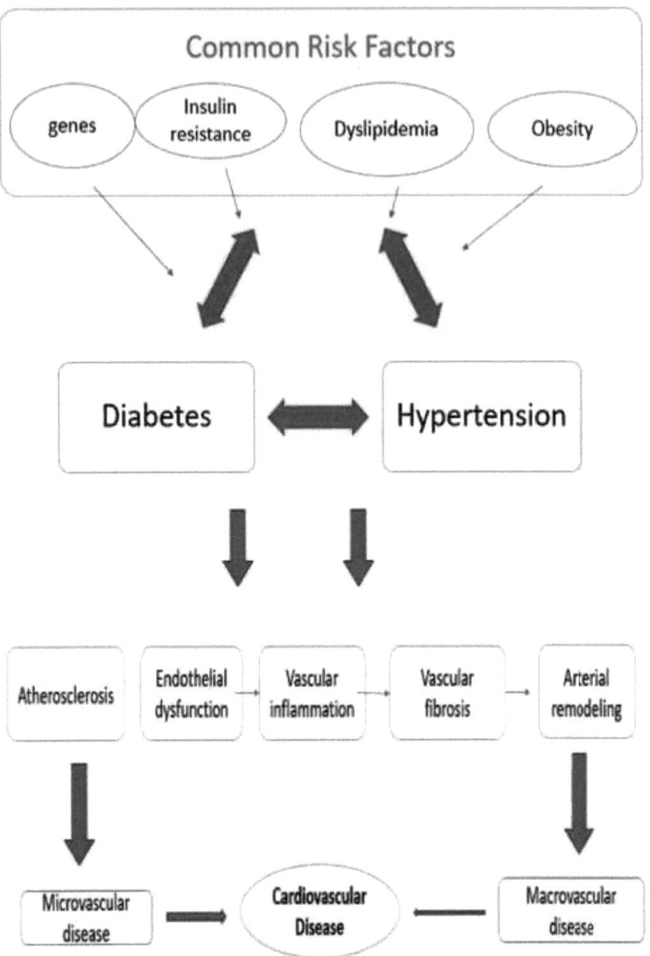

Figura 6 - Patologia vascular na diabetes e hipertensão que conduz a doenças cardiovasculares
Doença[95]

A maioria das comorbilidades de saúde nos condutores de autocarros inclui a diabetes, a hipertensão e a doença das artérias coronárias. Estas doenças são motivo de grande preocupação devido à sua prevalência e ao seu potencial impacto na saúde e segurança dos motoristas. A diabetes, caracterizada por níveis elevados de açúcar no sangue, pode levar a complicações como lesões nervosas e doenças cardiovasculares, o que coloca desafios aos motoristas que necessitam de uma função nervosa e de uma saúde cardiovascular óptimas para uma condução segura.[96] Do mesmo modo, a hipertensão também aumenta o risco de doenças cardíacas e acidentes vasculares cerebrais, o que, por sua vez, pode afetar a sua capacidade de desempenhar as suas funções em segurança. A DAC, uma doença em que a placa se acumula no interior das artérias coronárias, pode provocar dores no peito, ataques cardíacos e outros problemas cardiovasculares, complicando ainda mais o estado de saúde dos motoristas de autocarro.[96,97]

1. Diabetes

"A diabetes, definida pela OMS, é uma doença metabólica crónica caracterizada por níveis elevados de glicose no sangue, que, com o passar do tempo, pode causar danos no coração, nos vasos sanguíneos, nos olhos, nos rins e nos nervos." O tipo mais comum é a diabetes tipo 2, que representa cerca de 90% de todos os casos a nível mundial. Os factores de risco da diabetes tipo 2 incluem o excesso de peso ou a obesidade, a inatividade física e uma dieta pouco saudável".

Entre os condutores de autocarros, a diabetes mellitus, caracterizada por níveis elevados e prolongados de açúcar no sangue, é um problema de saúde significativo. Os elevados níveis de diabetes entre eles devem-se a factores relacionados com o seu estilo de vida, bem como ao stress profissional e à predisposição genética. De acordo com a Federação Internacional de Diabetes (IDF), a diabetes é diagnosticada quando os níveis de glucose no plasma em jejum são > 126 mg/dL (7,0 mmol/L) ou quando os níveis de HbA1c são > 6,5%. A nível mundial, a OMS estima que 537 milhões de adultos viviam com diabetes em 2022, com 1,5 milhões de mortes diretamente atribuídas à doença em 2021.[98]

Quadro I - Critérios para o diagnóstico da diabetes segundo a Federação Internacional de Diabetes[99]

(a)FPG (glicose plasmática em jejum). **OU**	>126 mg/dL (7,0 mmol/L)	O jejum é definido como a ausência de ingestão calórica durante pelo menos 8 horas.
(b) 2-h Posto prandialglucose duranteOGTT (glicose oral teste de tolerância). **OU**	>200 mg/dL (11,1 mmol/L)	O teste deve ser efectuado de acordo com a norma estabelecida pela OMS, com uma carga de glucose que contém o equivalente anidro de 75 g de glucose diluída em água.
(b)HbA1C **OU**	>6,5% (48 mmol/mol)	O teste deve ser efectuado num laboratório que utilize um método de ensaio certificado pelo NGSP e

		normalizado de acordo com o método de referência do DCCT.
(d) Na presença de sintomas clássicos de hiperglicemia ou crise hiperglicémica, uma lista de glicose plasmática >200 mg/dL (11,1 mmol/L).		

Tabela J - Prevalência da diabetes entre os condutores de autocarros a nível mundial

SL NÃO	Nome dos autores, ano	País, ano	Instrumento utilizado para medir a glucose no sangue	Prevalência de diabetes (%)
1.	Izadi, et al.[5]	Irão,2021	Glucómetro	17.5%
2.	Ramukumba, et al.[100]	Sul África, 2016	Glucómetro	12.6%
3.	Adedokun, et al.[101]	África do Sul ,2019	Glucómetro	17%
4.	Modjadji ,et al.[102]	Sul África,2022	Glucómetro	14.5%
5.	Sugano,et al.[103]	Japão,2022	Glucómetro	9.7%
6.	Ukudeyeva et al.[104]	Nova Iorque,2018	Glucómetro	27%
7.	Appiah et al.[105]	Gana,2020	Glucómetro	12%
8.	Malek M et al.[106]	Irão, 2013	Glucómetro	52.1%
9.	Kulothungan, et al.[107]	Índia, 2023	Glucómetro	11.9%
10.	Prabhu, et al.[108]	Índia,2015	Glucómetro	15.7%

Com base na revisão exaustiva da literatura sobre a prevalência da diabetes entre os motoristas de autocarro de todo o mundo, é evidente que existe alguma heterogeneidade nos resultados dos estudos individuais. De um modo geral, o estudo com a taxa de prevalência mais elevada entre os incluídos nesta análise foi relatado por Malek et al. (2013) no Irão, com 52,1%, indicando um peso substancial da diabetes entre os motoristas de autocarro nessa população específica. Por outro lado, Sugano et al. (2022) registaram a taxa de prevalência mais baixa, de 9,7%, no Japão. Esta discrepância está relacionada com as influências bidireccionais da localização geográfica, do estatuto socioeconómico, dos hábitos de vida e das infra-estruturas de cuidados de saúde que determinam a prevalência da diabetes nos motoristas de autocarro.

2. Hipertensão

A tensão arterial elevada, ou hipertensão, é uma doença de longa duração em que ocorre uma força continuamente elevada do sangue contra as paredes das artérias. A hipertensão é reconhecida mundialmente como um grande problema de saúde pública pela Organização Mundial de Saúde (OMS) e foi identificado que a hipertensão contribui para as doenças cardiovasculares e, subsequentemente, aumenta o risco de acidente vascular cerebral, ataque cardíaco, entre outros, incluindo insuficiência renal. A nível mundial, estima-se que a hipertensão é o maior contribuinte para a morbilidade e a mortalidade cardiovasculares, sendo que mais de 1 em cada homem, cerca de mil milhões de pessoas, são hipertensas. A maior parte deste facto é atribuída ao aumento dos factores de risco nestas populações nas últimas décadas, um padrão observado em todos os países desenvolvidos.[109] O Joint National Committee on Prevention, Detection, Evaluation, and Treatment of High Blood Pressure (JNC 8) define a hipertensão como uma pressão arterial sistólica (PAS) de 140 mmHg ou superior e/ou uma pressão arterial diastólica (PAD) de 90 mmHg ou superior. [110]

Tabela K-Classificação da pressão arterial em adultos, de acordo com as diretrizes JNC-8

Classificação	Pressão arterial sistólica (mmHg)	Sangue diastólico Pressão (mmHg)
Normal	<120	<80
Pré-hipertensão	120-139	80-89
Hipertensão em fase 1	140-159	90-99
Hipertensão em fase 2	>160	>100

Quadro L-Prevalência de hipertensão entre os condutores de autocarros a nível mundial

SL NÃO	Nome dos autores, ano	País, ano	Prevalência de hipertensão (%)
1.	Modjadji ,et al.[102]	África do Sul,2022	57%
2.	Rike, et al.[111]	Etiópia,2022	34.7%
3.	Mohsen Amira, et al.[64]	Egito,2019	33%
4.	Ukudeyeva et al.[104]	Nova Iorque,2018	50%
5.	Patil, et al.[112]	Índia, 2023	47%
6.	Walvekar, et al.[113]	Índia,2021	32%
7.	Takilkar.[42]	Índia,2016	24%

8.	Prabhu, et al.[108]	Índia,2015	22.8%
9	Prakash,et al.[114]	Índia,2019	36.4%
10.	Mahendra Prasad ,et al.[115]	Índia, 2023	45.6%
11.	Gangadhar et al.[116]	Índia,2015	36%

Com base na literatura revista sobre a prevalência da hipertensão arterial entre os condutores de autocarros de todo o país, a partir da tabela acima, verifica-se uma variação notável quanto a esta questão entre regiões e entre estudos. Entre os estudos analisados, a prevalência mais elevada de hipertensão foi registada por Modjadji et al. (2022) na África do Sul, com 57%. Isto sugere uma preocupação de saúde significativa entre os motoristas de autocarro na África do Sul. Em contrapartida, a prevalência mais baixa foi encontrada no estudo de Takilkar (2016) na Índia, onde apenas 24% dos motoristas de autocarro foram diagnosticados com hipertensão. Estas diferenças podem dever-se ao estilo de vida, ao ambiente de trabalho e ao acesso aos cuidados de saúde que influenciam a hipertensão arterial.

3. Excesso de peso e obesidade

De acordo com a Organização Mundial de Saúde (OMS), a obesidade é uma doença crónica e multifatorial, caracterizada por um excesso de gordura corporal armazenada no tecido adiposo que causa danos/perigos para a saúde relacionados com doenças. Aumento do risco de diabetes tipo 2 e de doenças cardíacas, efeitos na saúde óssea e nas funções reprodutivas e maior risco de alguns cancros. A obesidade também afecta grandemente a qualidade de vida das pessoas, incluindo o sono e a mobilidade.[117]

O diagnóstico de excesso de peso e obesidade é normalmente determinado através do cálculo do Índice de Massa Corporal (IMC), que é o rácio entre o peso de uma pessoa e a sua altura ao quadrado (kg/m^2). O excesso de peso é definido por um IMC de 25 ou superior, e a obesidade é definida por um IMC de 30 ou superior. Em 2022, cerca de 2,5 mil milhões de adultos com 18 anos ou mais estavam acima do seu peso ideal, com mais de 890 milhões de adultos classificados como vivendo com obesidade. Isto traduz-se em cerca de 43% dos adultos com 18 anos ou mais a nível mundial, com percentagens semelhantes entre homens e mulheres. O excesso de peso e a obesidade resultam de uma disparidade entre a energia consumida através da alimentação e a energia gasta através da atividade física.[118]

Quadro M-"Classificação da obesidade de acordo com as diretrizes da OMS e da Ásia-Pacífico[119]

Estado nutricional	**OMS (Índice de Massa Corporal)**	**Ásia-Pacífico (Índice de Massa Corporal)**
Baixo peso	<18.5	<18.5

Normal	18.5-24.9	18.5-22.9
Excesso de peso	25-29.9	23-24.9
Obeso	>30	>25

Quadro N-Saúde dos motoristas de autocarro: Prevalência de excesso de peso e obesidade

Em todos os países

SL NÃO	Nome dos autores, ano	País, ano	Prevalência de excesso de peso (%)	Prevalência de obesidade (%)
1.	Modjadji, et al.[102]	África do Sul,2022	44% 39.1%	30% 10.8%
2.	Pourabdian,et al.[120]	Irão,2020	26.3%	11.2%
3.	Silva ,et al.[121]	Sul do Brasil,2020		
4.	Mohsen Amira, et al.[64]	Egito,2019	48.3%	13.8%
5.	Ukudeyeva et al.[104]	Nova Iorque,2018	40%	56%
6.	Appiah et al.[105]	Gana,2020	32%	13%
7.	Malek M et al.[106]	Irão, 2013	44.8%	20.8%
8.	Prabhu, et al.[108]	Índia,2015	33.8%	8%
9.	Sebastião.[122]	Índia,2018	38%	14%
10.	Joshi ,et al.[123]	Índia, 2013	43.3%	22.2%
11.	Gangadhar et al.[116]	Índia,2015	59%	42%

Os resultados da revisão da literatura mostram uma grande variação na prevalência de excesso de peso e obesidade entre os motoristas de autocarro em vários países, identificando que as taxas diferiam significativamente entre as regiões. Na África do Sul, Modjadji et al. (2022) relataram uma alta prevalência de sobrepeso (44%) e obesidade (39,1%), enquanto em Nova York, Ukudeyeva et al. (2018) encontraram uma menor prevalência de sobrepeso (40%), mas uma maior prevalência de obesidade (56%). Em contraste, o estudo de Prabhu et al. (2015) na Índia mostrou uma prevalência moderada de excesso de peso (33,8%) e uma baixa prevalência de obesidade (8%).

4. Influência do abuso de substâncias

O abuso de substâncias, incluindo o consumo de álcool, o tabagismo e a mastigação de tabaco, é um problema generalizado a nível mundial, com implicações significativas para a saúde pública, a segurança e o bem-estar. Entre os condutores de autocarros, estes comportamentos são particularmente preocupantes devido ao seu potencial para prejudicar as funções cognitivas, aumentar o risco de acidentes e ter um impacto negativo na saúde dos condutores. [124]De acordo com a OMS, o abuso de substâncias continua a representar um importante problema de saúde pública. Num estudo efectuado pela OMS, verificou-se que, a nível mundial, se perdem cerca de 31 milhões de anos de vida (DALY) devido ao consumo de álcool, 7,2 milhões devido ao consumo de tabaco e 0,4 milhões devido ao consumo de drogas.[125]

Tabela O-Prevalência do consumo de álcool e do tabagismo entre os autocarros

Condutores

SL NÃO	Nome dos autores, ano	País, ano	Prevalência de álcool (%)	Prevalência de tabagismo (%)
1.	Useche et al.[126]	Colômbia,2017	20.3%	27.8%
2.	Ramukumba et al.[100]	África do Sul, 2016	46%	24%
3.	Rike et al.[111]	Etiópia,2019	38%	22%
4.	Adedokun et al.[127]	África do Sul,2019	37.5%	33.2%
5.	Cunradi et al.[9]	São Francisco,2009	42%	35%
6.	Parasharet al.[128]	Índia,2017	33%	39%
7.	Kaul et al.[9]	Índia,2019	83%	44%
8.	Showande et al.[129]	Índia,2020	51.3%	52.6%
9	Prabhu et al.[108]	Índia , 2015	54 %	25%

De acordo com a revisão da literatura acima referida, a prevalência do consumo de álcool e tabaco nos condutores de autocarros varia muito entre estudos e regiões. Por exemplo, o estudo de Useche et al. (2017), realizado na Colômbia, registou uma elevada prevalência de consumo de álcool (83%), que é uma das mais elevadas registadas nos estudos analisados. Em contraste, o estudo de Prabhu et al. (2015) na Índia mostrou uma prevalência mais baixa de consumo de álcool, 24%. Relativamente ao tabagismo, a prevalência mais elevada foi observada no estudo de Useche et al. (2017) na Colômbia, com 54%, enquanto a mais baixa foi registada por Prabhu et al. (2015) na Índia, com 27,8%.

5. Atividade física

O impacto dos factores relacionados com o estilo de vida, incluindo a alimentação, o exercício físico e os padrões de sono, desempenham um papel fundamental na determinação dos resultados de saúde e dos níveis de stress dos indivíduos.[120] De acordo com a Organização Mundial de Saúde, estes factores influenciam significativamente a suscetibilidade de um indivíduo a várias doenças e o seu bem-estar geral. A título de exemplo, as dietas pouco saudáveis, a inatividade física e o sono deficiente são factores que influenciam a epidemia de obesidade, bem como as doenças cardiovasculares e as perturbações da saúde mental. Por outro lado, levar uma vida saudável (alimentação equilibrada, exercício físico e sono) pode melhorar substancialmente os resultados em termos de saúde e reduzir os níveis de stress.[117] A OMS define os comportamentos de saúde como "acções tomadas por indivíduos que afectam a sua saúde ou doença" (OMS, n.d.).[118] Para os motoristas de autocarro, que muitas vezes enfrentam longas horas, horários irregulares e ambientes de trabalho difíceis, é fundamental compreender a interação entre as escolhas de estilo de vida e os resultados em termos de saúde.

Tabela P-Prevalência de inatividade física entre os condutores de autocarros

SL NÃO	Nome dos autores, ano	País, ano	Prevalência da falta de atividade física (%)
1.	Turner et al.[130]	EUA, 2011	20.8%
2.	Wanamo et al.[131]	Etiópia, 2017	36.8%
3.	Alperovitch-Najenson et al.[132]	Israel, 2010	48.7%
4.	Dhamodharan et al.[133]	Índia, 2020	86.4.%
5.	Kulothungan et al.[107, 131]	Índia, 2023	14.5%
6.	Gangadhar et al.[116]	Índia,2015	46.5%

A partir do quadro acima, a revisão da literatura sobre a prevalência da inatividade física entre os condutores de autocarros revela uma variação significativa entre os diferentes países. A prevalência da inatividade física entre os motoristas de autocarro varia muito entre os diferentes estudos. Por exemplo, Dhamodharan et al. (2020) registaram uma elevada prevalência de 86,4% na Índia, enquanto Kulothungan et al. (2023) encontraram uma prevalência inferior de 14,5% no mesmo país. A nível internacional, Alperovitch-Najenson et al. (2010) registaram uma prevalência elevada de 48,7% em Israel, enquanto Turner et al. (2011) encontraram uma prevalência comparativamente mais baixa de 20,8% nos EUA. Wanamo et al. (2017) registaram uma prevalência de 36,8% na Etiópia.

6. Perturbações músculo-esqueléticas

A lombalgia é um problema de saúde comum entre os condutores de autocarros, uma vez que a natureza do seu trabalho implica uma posição sentada prolongada e, ocasionalmente, más posições sentadas, o que resulta em dores lombares referidas. Por conseguinte, estas condições afectam não só a saúde física, mas também a saúde psicológica do corpo. As dores crónicas de qualquer natureza diminuem a concentração de uma pessoa, uma vez que esta se sente irritada e pode ficar fatigada, sendo necessário que o empregador se aperceba da causa da alteração. Por conseguinte, os estudos indicam uma distribuição elevada de perturbações músculo-esqueléticas, em grande parte dores de costas, no círculo dos motoristas de autocarro. Estes factores afectam a qualidade de vida dos motoristas e a sua atitude em relação ao trabalho.[134]

Um estudo realizado no norte da Tailândia por Apirati Kasemsan em 2019 demonstrou que as taxas de prevalência mais elevadas foram registadas nas regiões do pescoço e das costas e foram iguais a 91,9 e 80,9 (costas), respetivamente. O questionário musculoesquelético nórdico padronizado foi utilizado para estimar a dor musculoesquelética (MSP).[135]

Um estudo realizado por Pradeep Kumar na Índia, em 2014, estimou as perturbações músculo-esqueléticas dos condutores de autocarros da KSRTC através do Questionário Nórdico Músculo-Esquelético normalizado. Quase 55,8% da amostra do estudo referiu perturbações músculo-esqueléticas relacionadas com o trabalho (WMSDs).[136]

Um estudo realizado por Apurva Girish Mehta et al, entre as condutoras de autocarros em Karad que trabalham para a Maharashtra State Road Transport Corporation (MSRTC) há mais de cinco anos, 88% referiram sentir desconforto lombar e 44% referiram stress, o que sugere uma potencial correlação entre stress e lombalgia.[137]

CAPÍTULO 4

MATERIAIS E MÉTODOS

4 .MATERIAIS E MÉTODOS

4.1.Topografia do distrito de Kolar

FIG.NO.7

Mapa do distrito de Kolar.

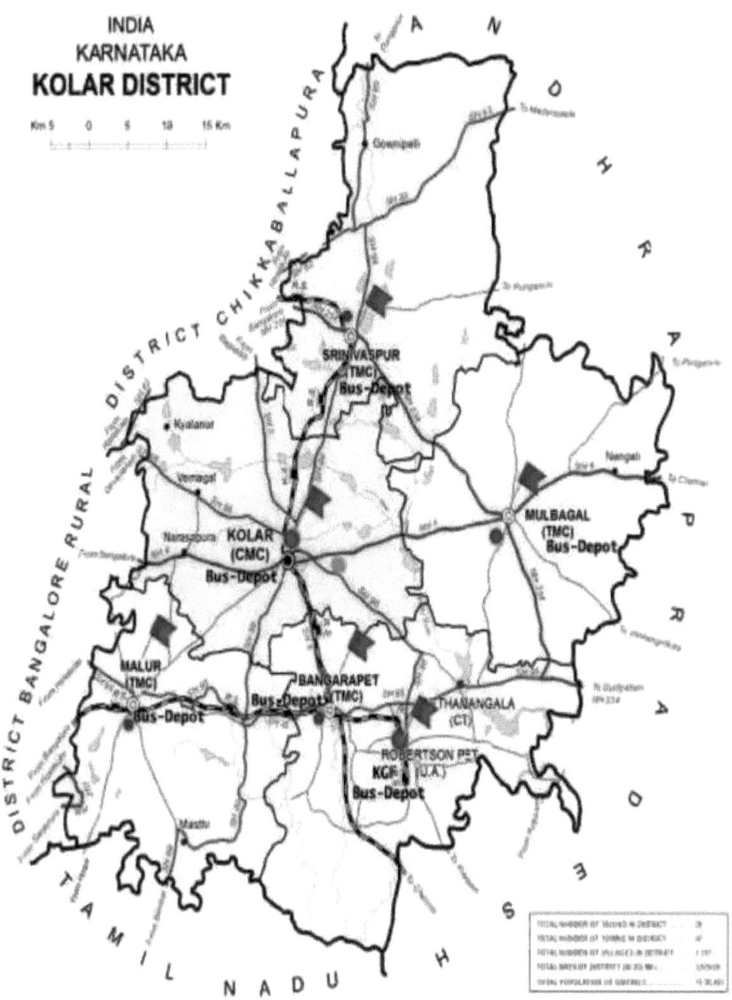

4.2.Definições do estudo

Distrito de Kolar no estado de Karnataka, no sul da Índia. Faz fronteira a oeste

com o distrito rural de Bangalore, a norte com o distrito de Chikballapur e a leste com o estado de Chittoor de Andhra Pradesh e a sul com os distritos de Krishnagiri e Vellore.
O distrito inclui seis taluks, nomeadamente Mulbagal, Kolar, Bangarapet, Malur, Srinivaspura e KGF (Kolar Gold Fields).
A maioria da população fala Kannada, com um número significativo a falar também Telugu e Tamil.
O estudo foi efectuado no depósito da Karnataka State Road Transport Corporation (KSRTC) situado no distrito de Kolar, Karnataka, Índia. O distrito de Kolar é constituído por seis taluks, cada um com o seu próprio depósito da KSRTC: Mulbagal, Srinivaspura, Kolar, Malur, KGF (Kolar Gold Fields) e Bangarapet. Este estudo centrou-se especificamente no depósito do KSRTC na cidade de Kolar.[138]

4.3.Desenho do estudo:

Estudo transversal

4.4.População do estudo - Motorista de autocarro do KSRTC, depósito de Kolar

O depósito do KSRTC (Karnataka State Road Transportation) na cidade de Kolar opera várias rotas de autocarros importantes que desempenham um papel vital na ligação da cidade às áreas vizinhas e a outras partes do distrito. Estas carreiras servem tanto as zonas urbanas como as rurais, satisfazendo as necessidades de transporte de uma população diversificada. Algumas das rotas mais importantes são as que ligam Kolar a Banglore, Mulbagal, Srinivaspura, Malur, KGF (Kolar Gold Fields), Bangarapet e Thirupati. Estas rotas são essenciais para os transportes públicos que se deslocam para fins profissionais, educativos, de cuidados de saúde e outros, o que realça o papel fundamental do depósito na garantia da conetividade e acessibilidade na região.
Havia 729 trabalhadores no depósito do Kolar KSRTC. Estes trabalhadores foram categorizados em dois grupos com base no seu ambiente de trabalho e funções: trabalhadores no exterior e trabalhadores no interior.
Trabalhadores no exterior: Esta categoria inclui os motoristas de autocarro (654), os condutores, os mecânicos e o pessoal de limpeza.
Trabalhadores em recintos fechados: Esta categoria incluía o pessoal administrativo que trabalha em edifícios de escritórios dentro do depósito do KSRTC.

4.5.Critérios de inclusão:

- Os motoristas de autocarro do KSRTC que estavam atualmente empregados e que tinham pelo menos um ano de experiência de condução.
- Todos os condutores de autocarros da KSRTC pertencentes ao grupo etário

dos 21 aos 60 anos foram considerados para o estudo

Critérios de exclusão:

- Condutores que estiveram ausentes durante mais de 6 meses por quaisquer motivos, incluindo de saúde.

4.6.Cálculo da dimensão da amostra

Z a com um intervalo de confiança de 95% é 1,96

Prevalência P=83,3%=0,833 Proporção esperada de stress profissional com base no estudo de prevalência realizado por Amira Mohsen et al [14.]

d = Precisão relativa de 5%, ou seja, 0,025.

- q = (1-p)
- d = 0.05

$$= \frac{Z_{a}^{2}(p)\,(1-p)}{d^{2}}$$

$$= \frac{(1.96)^{2}\,(0.833)\,(1-0.833)}{(0.05)^{2}}$$

n = 216

n = 216

A dimensão da amostra foi calculada com base na prevalência de stress (83,3%) do estudo anterior e no erro alfa de 0,05%, com um nível de confiança bilateral de 95%, a dimensão mínima da amostra necessária é de 216, prevendo-se uma taxa de não resposta de 10%, o que resulta numa dimensão final da amostra de 240.

4.7.Amostragem:

Foi aplicado um procedimento de amostragem para recolher uma lista de pessoal permanente da autoridade concorrente do depósito de autocarros KSRTC em Kolar. Nessa altura, o depósito albergava 654 condutores de autocarros. Para obter uma amostra representativa, foram necessários 240 indivíduos. Esta amostra foi selecionada utilizando o método de amostragem aleatória simples, facilitado por um software gerador de aleatoriedade google alimentado pelo algoritmo Mersenne Twister.[139] Cada participante selecionado foi então sujeito a uma sessão de entrevista de 10 minutos como parte do processo de recolha de dados (figura 8).

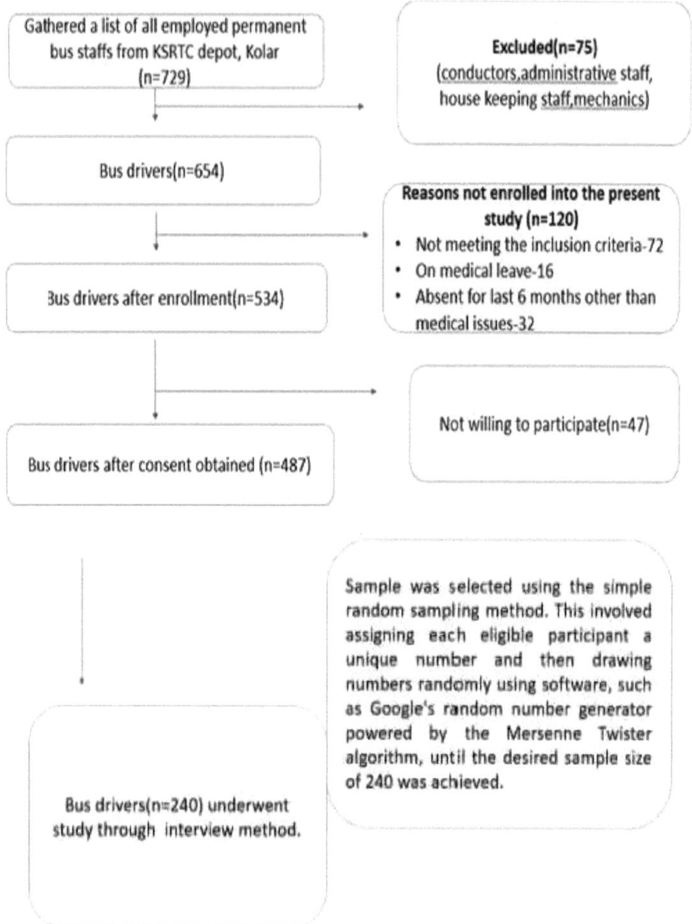

Figura-8 Resumo do fluxo de participantes no plano de amostragem do estudo

Foram recolhidos dados sociodemográficos, como a idade, o sexo, a educação, a religião, o tipo de família e o rendimento per capita, através de um questionário semi-estruturado auto-administrado pré-testado. O estudo também recolheu dados sobre a toxicodependência, bem como sobre problemas de saúde coexistentes, como a diabetes, a hipertensão e a doença das artérias coronárias. Além disso, foram registadas as medidas antropométricas dos participantes, incluindo o cálculo da relação cintura-quadril.

O questionário do **American Institute of Stress** (AIS) para a avaliação do stress é um instrumento amplamente utilizado para medir os níveis de stress nos indivíduos. É constituído por uma série de perguntas destinadas a avaliar diferentes aspectos do stress vivido por um indivíduo. Normalmente, o questionário inclui perguntas relacionadas com os sintomas físicos e psicológicos do stress, bem como perguntas sobre as fontes de stress sentidas. O questionário está dividido em duas secções, cada uma delas centrada num aspeto específico do stress. Estas secções incluem perguntas sobre os factores de stress relacionados com o trabalho, os factores de stress da vida pessoal, os mecanismos de resposta e o bem-estar geral. Cada pergunta do questionário é pontuada com base na frequência ou intensidade do sintoma de stress que está a ser avaliado. As pontuações são depois totalizadas para fornecer uma medida global dos níveis de stress. O sistema de pontuação pode variar consoante a versão específica do questionário que está a ser utilizada, mas pontuações mais elevadas indicam geralmente níveis mais elevados de stress.

PARTE A: Nesta parte, pede-se aos participantes que classifiquem a frequência com que certas afirmações descrevem o que sentem em relação ao seu emprego atual, numa escala de 1 a 5, em que 1 representa "nunca" e 5 representa "muito frequentemente". Há oito afirmações nesta parte (1A a 1H) que abrangem aspectos como o controlo sobre o trabalho

funções, condições de trabalho, reconhecimento pelo bom desempenho, impacto do trabalho no bem-estar físico ou emocional, carga de trabalho, utilização de competências, capacidade de expressar opiniões e interferência das pressões do trabalho na vida pessoal.

PARTE B: Esta parte é composta por 14 perguntas (2 a 14). Nesta parte, são feitas várias perguntas aos participantes sobre os seus níveis gerais de satisfação, raiva e stress no trabalho, bem como sobre as mudanças na carga de trabalho e na pressão no trabalho durante o último ano. São também questionados sobre as suas preocupações em relação à perda de emprego, experiências de assédio moral ou de raiva com colegas de trabalho e as principais causas de stress na sua vida. Além disso, os participantes são questionados sobre a disseminação de atitudes no seu local de trabalho, a sua perceção da sensibilidade e da ajuda da administração na resolução de problemas de stress e se gostariam de ter o emprego do seu chefe. Na Parte B, pede-se aos inquiridos que façam uma avaliação geral dos seus sentimentos no trabalho, utilizando uma escala de 1 a 5 (1 = extremamente, 2 = bastante, 3 = um pouco, 4 = um pouco, 5 = nada).[140]

Interpretação da pontuação total de stress

PARTE A-, Cada pergunta é classificada numa escala de 0 (nunca) a 5 (muitas vezes), com uma pontuação total de 0-40

Quadro Q-Interpretação da pontuação do stress

Pontuação total	Gravidade do stress
0-15	Relativamente calmo
16-20	Stress ligeiro

20-25	Stress moderado
26-30	Stress severo
31-40	Potencialmente perigoso

4.9 Estudo piloto:

Antes de iniciar o projeto de investigação primária, foi realizado um estudo-piloto que envolveu trinta condutores de autocarros de uma paragem privada no distrito de Kolar. As respostas obtidas foram cuidadosamente analisadas e, com base nos conhecimentos adquiridos, foram efectuadas as alterações necessárias para aperfeiçoar o questionário.

4.10 Análise estatística:

Os dados recolhidos foram codificados e introduzidos no Microsoft Excel. Os dados introduzidos foram transferidos para o programa estatístico SPSS licenciado pela IBM, versão 23.0, após edição e limpeza. Foram utilizadas estatísticas descritivas, como a percentagem e a média+desvio-padrão, para representar variáveis como a religião, as categorias de IMC e a idade, respetivamente.

Foram utilizados diagramas de barras e diagramas de pizza para apresentar os dados de forma gráfica. A associação das variáveis independentes categóricas, como a religião, as habilitações literárias, etc., com a gravidade do stress profissional (Moderado e Grave) foi testada estatisticamente utilizando o teste do Qui-Quadrado. Foi efectuada uma análise de regressão univariada para prever a gravidade do stress profissional em relação a todas as variáveis independentes relevantes. O rácio de probabilidades brutas, juntamente com o respetivo intervalo de confiança de 95%, foi utilizado para quantificar a relação entre cada uma das categorias da lista de variáveis independentes e o stress profissional (moderado e grave). Além disso, foi feita uma análise de regressão logística multivariada para encontrar o efeito de cada uma das categorias na lista de variáveis independentes com o stress profissional (Moderado e Grave) e foram utilizados rácios de probabilidades ajustados com o respetivo intervalo de confiança de 95% para quantificar a relação. O valor de $P<0,05$ foi considerado estatisticamente significativo para o teste do Qui-Quadrado e o Intervalo de Confiança de 95% sem o valor nulo foi considerado estatisticamente significativo para as Odds ratios brutas e ajustadas.

4.11 Considerações éticas.

Este estudo foi aprovado pelo Comité de Revisão Ética Institucional da Sri Devaraj Urs Academy of Higher education and Research, Kolar. (No.SDUMC/KLR/IEC/242/2022-23)

4.11.1 Autonomia

- Os participantes no estudo receberam uma ficha de informação que explicava o estudo e os convidava a participar de livre vontade.
- Os condutores da KSRTC tiveram a liberdade de ser inquiridos voluntários e não foram forçados de forma alguma a participar no estudo. Todos os sujeitos

forneceram um consentimento informado sobre o objetivo do estudo, o tipo de procedimentos e os potenciais riscos ou benefícios

4.11.2 Confidencialidade

- Para obter estes dados, os participantes preencheram um questionário auto-administrado e confidencial.
- Ao longo do estudo, foi mantida uma confidencialidade rigorosa das informações pessoais, do seu estado de saúde e apenas das respostas à avaliação do stress. Os dados anónimos foram guardados num cacifo do departamento para garantir uma acessibilidade limitada.

4.11.3 Benevolência

- Os participantes que apresentavam stress profissional e morbilidades recentemente diagnosticadas foram informados sobre as mesmas e aconselhados a procurar apoio médico. O estudo visava beneficiar os participantes e contribuir para a compreensão do stress profissional e do seu impacto na saúde dos motoristas do KSRTC. O investigador certificou-se de que a conceção, os procedimentos e as intervenções do estudo davam prioridade ao bem-estar dos participantes.

4.11.4 Justiça

A investigação assegurou que a seleção dos participantes fosse justa e equitativa, sem qualquer discriminação. Os benefícios da investigação foram distribuídos equitativamente entre todos os participantes, minimizando simultaneamente quaisquer encargos ou riscos.

CAPÍTULO 5

RESULTADOS

5. RESULTADOS

O estudo foi realizado entre 240 condutores de autocarros KSRTC do depósito de Kolar, Karnataka, para descobrir o stress profissional e os factores a ele associados. A maioria dos participantes situa-se no grupo etário dos 36-50 anos. A maior parte dos motoristas tem experiência de trabalho, com uma percentagem significativa de 6 a 15 anos de experiência. Os resultados são os seguintes.

Quadro 1-Distribuição dos motoristas de autocarro do KSRTC de acordo com a idade (n=240)

Idade (em anos)	Frequência	Percentagem (%)
20-35	50	20.8%
36-50	170	70.8%
51-65	20	8.3%
Total	240	100.0

A maioria dos condutores de autocarros do KSRTC em Kolar (70,8%) tem entre 36 e 50 anos, enquanto apenas 20,8% têm entre 20 e 35 anos e 8,3% têm entre 51 e 65 anos. A idade média dos trabalhadores é de 41,5 ± 17 anos. (quadro-1)

Quadro 2-Distribuição dos condutores de autocarros do KSRTC segundo a área de residência (n=240)

Área de residência	Frequentes cy	Percentagem (%)
Urbano	151	63%
Rural	89	37%
Total	**240**	**100%**

A maioria dos motoristas de autocarro em Kolar reside em zonas urbanas 151 (63%),

enquanto 89 (37%) vivem em zonas rurais. (quadro 2)

Quadro 3-Distribuição dos condutores do KSRTC segundo a religião (n=240)

Religião	Frequência	Percentagem (%)
Hindu	217	90
Muçulmano	21	9

cristão	2	1
Total	240	100 %

A maioria dos condutores de autocarros da KSRTC em Kolar é hindu 217(90%), seguida dos muçulmanos 21(9%) e dos cristãos 2(1%) (quadro 3)

Quadro 4-Distribuição dos motoristas de autocarro do KSRTC de acordo com a experiência profissional (n=240)

Experiência profissional (anos)	Frequência	Percentagem (%)
0-5	33	13.8%
6-10	95	39.6%
11-15	84	35%
16-20	17	7.1%
21-25	11	4.6%
Total	240	100%

A maioria dos motoristas de autocarro do KSRTC em Kolar tem 6-15 anos de experiência profissional, com 95 (39,6%) a terem 6-10 anos e 84 (35%) a terem 11-15 anos, o que indica uma mão de obra relativamente experiente. (quadro 4).

Quadro 5-Distribuição dos motoristas de autocarro do KSRTC de acordo com o estado civil (n=240)

Estado civil	Frequência	Percentagem (%)
Solteiro	30	13%
Casado	186	78%
Outros (divorciados, separados, viúvos)	24	9%
Total	240	100 %

Entre os condutores de autocarros da KSRTC em Kolar, a maioria é casada 186 (78%), seguida de solteiros 30 (13%) e outros (divorciados, separados, viúvos) 24 (9%). Esta distribuição indica uma predominância de trabalhadores casados (quadro 5).

Quadro 6-Distribuição dos motoristas de autocarro do KSRTC de acordo com a classificação modificada de BG Prasad (outubro de 2023 (n=240)

Estatuto socioeconómico	Rendimento mensal (em rupias)	Frequência	Percentagem (%)
Classe alta	>8822	10	4.2 %
Classe média alta	4411-8821	215	89.6 %
Classe média	2647-4410	15	6.3 %

Total		240	100 %

A tabela 6 revela que a distribuição do estatuto socioeconómico dos motoristas de autocarro, de acordo com a classificação modificada de BG Prasad de setembro de 2023, dos quais 216, ou seja, 89,6% dos indivíduos, pertenciam à classe média alta. Cerca de 15 (6,3%) pertenciam à classe média, e uma pequena percentagem de 10 (4,2%) pertencia à classe alta.

Figura-9-Distribuição dos motoristas de autocarro do KSRTC de acordo com o nível de instrução

Figura 9-Distribuição dos motoristas de autocarro do KSRTC de acordo com o nível de instrução

Figure 9-Distribution of KSRTC bus drivers according to educational status

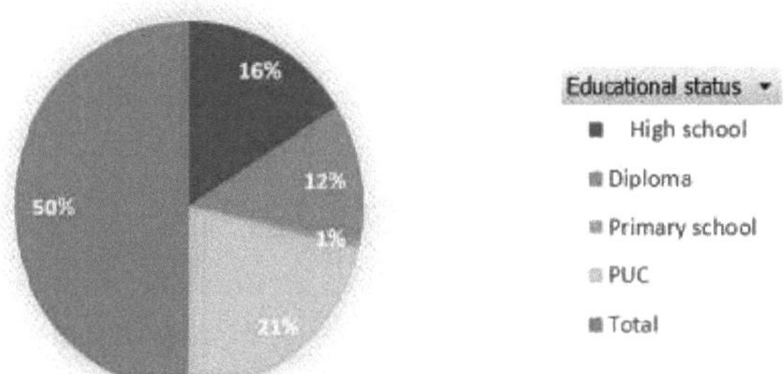

A distribuição dos motoristas de autocarro com base no seu nível de habilitações literárias é apresentada acima num gráfico circular. Entre os empregados do KSRTC em Kolar, a maioria possui PUC 102 (43%) ou o ensino secundário 77 (32%), seguidos de titulares de diplomas 58 (24%), enquanto apenas 3 (1%) têm o ensino primário.

Quadro 7-Distribuição dos motoristas de autocarro do KSRTC de acordo com o regime alimentar (n=240)

Dieta	Frequência	Percentagem (%)
Vegetariano	47	20%
Misto	193	80%
Total	**240**	**100 %**

O quadro acima revela que os dados representam a distribuição dos condutores de autocarros do KSRTC de acordo com o seu regime alimentar. Destes, 47 (20%) são vegetarianos, enquanto 193 (80%) têm uma dieta mista (quadro 7)

Quadro 8-Distribuição dos condutores de autocarros do KSRTC segundo o consumo de cigarros (n=240)

Fumar cigarros	Frequência	Percentagem (%)

Nunca fumou	91	38%
Fumador atual	104	43%
Fumava antes, agora deixou de fumar	45	19%
Total	**240**	**100 %**

O quadro acima apresenta a distribuição dos condutores de autocarros de acordo com o seu estatuto de fumadores de cigarros. Entre eles, 91 (38%) nunca fumaram, 104 (43%) são fumadores actuais e 45 (19%) fumaram antes mas deixaram de fumar (quadro 8).

Quadro 9-Distribuição dos condutores de autocarros do KSRTC de acordo com a prática de mascar tabaco (n=240)

Tabaco para mascar	Frequência	Percentagem (%)
Nunca mastigou	113	47%
Mastigador atual	83	35%
Mastigava antes, agora deixou de mastigar	44	18%
Total	**240**	**100 %**

Na tabela acima, os dados representam a distribuição dos condutores de autocarros de acordo com a sua condição de mascadores de tabaco. Destes, 113 (47%) empregados declararam nunca ter mascado tabaco, enquanto 83 (35%) eram mascadores actuais e 44 (18%) mascavam antes, mas agora deixaram de mascar tabaco (quadro 9).

Quadro 10-Distribuição dos condutores de autocarros do KSRTC de acordo com o consumo de álcool (n=240)

Consumo de álcool	Frequência	Percentagem (%)
Nunca	133	55%
Bebedor de álcool (com base no número médio de pinos/semana)	102	43%
Alcoólico crónico (consome 30 ml por dia)	5	2 %
Total	**240**	**100 %**

A tabela apresenta a distribuição dos condutores de autocarros com base nos hábitos de consumo de álcool. Entre os inquiridos, 133 (55%) referiram nunca ter consumido álcool. Por outro lado, 102(43%) identificaram-se como consumidores de álcool, com 5(2%) categorizados como consumidores crónicos de álcool. (tabela-10)

Quadro 11-Distribuição dos motoristas de autocarro do KSRTC de acordo

com o historial de diabetes (n=240)

Diabetes	Frequência	Percentagem (%)
Sim	57	24%
Não	183	76%
Total	240	100 %

Na Tabela 11, a distribuição dos motoristas de autocarro de acordo com a sua história de diabetes. Entre o total de participantes, 57 (24%) indivíduos referiram ter diabetes.

Quadro 12-Distribuição dos condutores de autocarros do KSRTC de acordo com o historial de toma de medicação para a diabetes (n=240)

Adesão à medicação para a diabetes	Frequência	Percentagem (%)
Sim	56	23%
Não	184	77%
Total	240	100 %

A tabela acima ilustra a distribuição dos motoristas de autocarro com base no seu historial de toma de medicação para a diabetes. Dos quais, 56 (23%) indivíduos referiram tomar medicação para a diabetes (quadro 12)

Quadro 13-Distribuição dos motoristas de autocarro do KSRTC de acordo com o historial de
Hipertensão (n=240)

Hipertensão	Frequência	Percentagem (%)
Sim	93	39%
Não	147	61%
Total	240	100%

A tabela apresenta a distribuição dos motoristas de autocarro de acordo com a sua história de hipertensão. Do total, 93(39%) funcionários referiram ter hipertensão. (tabela-13)

Quadro 14-Distribuição dos condutores de autocarros do KSRTC de acordo com a história de toma de medicação para a hipertensão (n=240)

Adesão à medicação para a hipertensão	Frequência	Percentagem (%)
Sim	93	39 %
Não	147	61 %
Total	240	100 %

A tabela apresenta a distribuição dos motoristas de autocarro de acordo com o seu historial de medicação para a hipertensão. Destes, 39% referiram história de hipertensão e tomavam atualmente medicação para a hipertensão. (tabela-14)

Figura no-10- Distribuição dos condutores de autocarros da KSRTC de acordo com a categoria do IMC (n=240)

Figura nº 10-Distribuição dos condutores de autocarros do KSRTC de acordo com a categoria do IMC

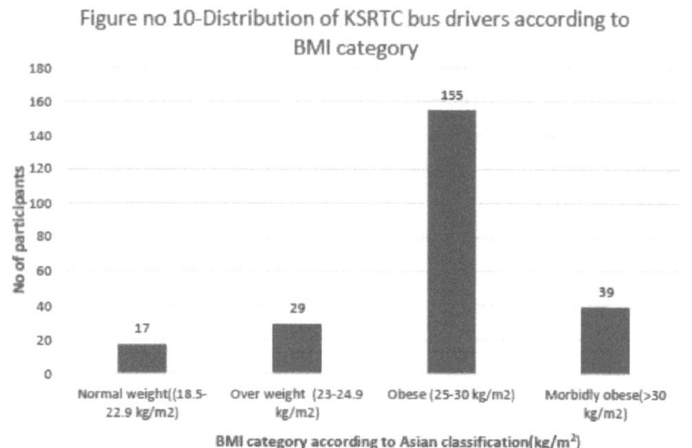

A figura acima representa a distribuição dos condutores de autocarros de acordo com a categoria do IMC. Dos quais 155 (65%) dos trabalhadores pertencem à categoria dos obesos.

Quadro 15-Distribuição dos condutores de autocarros da KSRTC de acordo com o rácio do perímetro da cintura e da anca (n=240)

Relação entre o perímetro da cintura e da anca (homens)	Frequência	Percentagem (%)
Risco mais baixo (<0,95)	229	95.4%
Risco moderado (0,96-1)	9	3.8%
Alto risco (>1)	2	0.8%
Total	**240**	**100%**

A tabela acima representa a distribuição dos motoristas de autocarro de acordo com o rácio de circunferência da cintura e da anca (RCQ) e mostra que a maioria dos motoristas (95,4%) pertence à categoria de risco mais baixo, o que indica uma RCQ relativamente saudável, seguida de 9 (3,8%) homens na categoria de risco moderado, o que sugere um risco ligeiramente aumentado de certos problemas de saúde associados a uma RCQ mais elevada. Apenas uma percentagem muito pequena (0,8%) de homens se encontra na categoria de alto risco, o que indica uma presença menor de indivíduos com um risco potencialmente aumentado de doença arterial coronária. (tabela-15)

Quadro 16-Distribuição dos motoristas de autocarro do KSRTC de acordo com o número de horas de trabalho por semana (n=240)

Horário de trabalho	Frequência	Percentagem (%)
<12 horas	55	23%
>12 horas	185	77%
Total	**240**	**100%**

O quadro apresenta a distribuição dos motoristas de autocarro de acordo com o seu horário de trabalho semanal. Entre os trabalhadores, 55 (23%) declararam trabalhar menos de 12 horas por semana, enquanto 185 (77%) declararam trabalhar mais de 12 horas por semana. Isto indica que a maioria dos empregados trabalha mais horas (quadro 16).

Quadro 17-Distribuição dos motoristas de autocarro do KSRTC de acordo com o turno de trabalho (n=240)

Trabalho Deslocação	Frequência	Percentagem (%)
Dia	20	8%
Noite	39	16%
Ou	181	75%
Total	**240**	**100%**

A tabela acima, que apresenta a distribuição dos motoristas de autocarro de acordo com o turno de trabalho, revela que a maioria, 181 (75%), trabalha em turnos diurnos ou noturnos, o que indica um sistema de horários flexíveis. Entre estes, 39(16%) trabalham exclusivamente em turnos noturnos, enquanto apenas 20(8%) trabalham exclusivamente em turnos diurnos. (tabela-17).

Quadro 18-Distribuição dos motoristas de autocarro do KSRTC de acordo com o stress profissional medido através do questionário do Instituto Americano de Stress (n=240)

Pontuação do stress profissional	Frequência	Percentagem (%)
0-15(Relativamente calmo)	0	0%
16-20(stress ligeiro)	0	0%
21-25(Nível moderado de stress)	157	65%
26-30(Nível severo de stress)	83	35%
31-40(Potencialmente perigoso)	0	0%
Total	**240**	**100%**

A partir do quadro acima, observa-se que todos os condutores sofrem de stress profissional (100%), dos quais 65% sofrem de um nível moderado de stress, enquanto 35% dos condutores sofrem de stress grave (quadro 18).

Quadro 19-Associação entre a idade e o nível de stress profissional dos condutores de autocarros da KSRTC em Kolar (n=240)

Idade em anos	Stress moderado	Stress severo	Valor do qui-quadrado(valor p, df)
20-35	36 (72%)	14(28%)	X2=1,227, df=2, p=0,541
36-50	108(63.5%)	62 (36.5%)	
51-65	13(63.5%)	7(35%)	
Total	**157(65%)**	**83(35%)**	

A partir da tabela acima, observa-se que a proporção de stress grave foi mais elevada (36,5%) entre os condutores de autocarros com idades compreendidas entre os 36 e os 50 anos, em comparação com os condutores com idades compreendidas entre os 20 e os 35 anos (28%) e os 51 e os 65 anos (35%). A associação na distribuição dos níveis de stress entre os grupos etários não é estatisticamente significativa (x^2 =1,227, df=2, p=0,541) (quadro 19).

Quadro 20-Associação entre a área de residência e o nível de stress profissional dos motoristas de autocarro do KSRTC em Kolar (n=240)

Área de residência	Stress moderado	Stress severo	Valor do qui-quadrado (valor p, df)
Urbano	101(66.9%)	50(33.1%)	X2=O,389, df=1, p=0,533
Rural	56(62.9%)	33(37.1%)	
Total	157(65%)	83(35%)	

O quadro acima sugere claramente que a fração de condutores com stress grave é ligeiramente superior em relação à sua nacionalidade (zona urbana 33,1%, zona rural 37,1%). No entanto, esta diferença não é estatisticamente significativa, como indica o resultado do teste do qui-quadrado (x^2 =0,389, df=1, p=0,533). (tabela 20).

Quadro 21-Associação entre o tipo de família e o nível de stress profissional dos condutores de autocarros da KSRTC em Kolar (n=240)

Estado civil	Moderado stress	Stress severo	Valor do qui-quadrado (valor p, df)

Solteiro	23(76%)	7(24)%	X2=3,59O, df=4, p=0,464
Casado	118(64%)	68(36%)	
Viúvo	1(100%)	0(0%)	
Divorciado	9(75%)	3(25%)	
Separados	6(55%)	5 (45%)	
Total	157(65%)	83(35%)	

A partir do quadro acima, observa-se que a proporção de condutores que sofrem de stress grave é mais elevada entre os separados (45%) do que entre os solteiros (24%) ou divorciados (25%). No entanto, esta observação não é estatisticamente significativa (x^2 =3,590, df=4, p=0,464) (quadro 21).

Quadro 22 - Associação entre o nível de habilitações literárias e o nível de stress profissional dos condutores de autocarros da KSRTC em Kolar (n=240)

Estatuto académico	Stress moderado	Stress severo	Valor do qui-quadrado (valor p, df)
Escola primária	2(66%)	1(34%)	X2=2,595 ,df=3, p=0,458
Ensino secundário	45(58%)	32(42%)	
PUC	69(67%)	33(33%)	
Diploma	41(70%)	17(30%)	
Total	157(65%)	83(35%)	

A partir do quadro, observa-se que a proporção de stress grave entre os condutores de autocarros da KSRTC em Kolar é mais elevada entre os que têm o ensino secundário (42%) e mais baixa entre os que têm o ensino primário (34%). No entanto, a associação entre o nível de instrução e os níveis de stress profissional não é estatisticamente significativa (x^2 =2,595, df=3, p=0,458). (tabela 22)

Quadro 23-Associação entre a dieta e os níveis de stress profissional dos condutores de autocarros da KSRTC em Kolar (n=240)

Dieta	Stress moderado	Stress severo	Valor do qui-quadrado (valor p, df)
Vegetariano	31(66%)	16(34%)	X^2 =6,261 df=2, p=0,044*
Misto	126(66%)	67(34%)	
Total	157(65%)	83(35%)	

A partir do Quadro 23, observa-se que a proporção de condutores de autocarros do KSRTC que sofrem de stress profissional grave é mais elevada entre os que têm uma dieta mista do que entre os que têm uma dieta vegetariana. Esta diferença é estatisticamente significativa (X^2 =6,261, df=2, p=0,044). Por conseguinte, os hábitos alimentares parecem estar associados aos níveis de stress profissional dos motoristas do KSRTC em Kolar.

Quadro 24 Associação entre o turno de trabalho e o nível de stress profissional dos condutores de autocarros da KSRTC em Kolar (n=240)

Turno de trabalho	Moderado stress	Stress severo	Valor do qui-quadrado (valor p, df)
Dia	17 (85%)	3(15%)	X2=4,15 df=2, p=0,125
Noite	23(59%)	16(41%)	
Ou	117(65%)	64(35%)	
Total	157(65%)	83(35%)	

No entanto, a associação entre o turno de trabalho e o nível de stress não foi estatisticamente significativa (x^2 =4,15, df=2, p=0,125) (quadro-24)

Quadro 25- Associação entre o horário de trabalho e o nível de stress profissional dos condutores de autocarros da KSRTC em Kolar (n=240)

Horário de trabalho	Moderado stress	Stress severo	Valor do qui-quadrado (valor p, df)
<12 horas	35(64%)	20(36%)	X^2 =0,10, df=1, p=0,752
>12 horas	122(66%)	63(34%)	
Total	157(65%)	83(35%)	

Com base no quadro acima apresentado, pode interpretar-se que não existe uma associação significativa entre as horas de trabalho e os níveis de stress profissional entre os condutores do KSRTC em Kolar (n=240), uma vez que o teste do qui-quadrado revelou um resultado não significativo (X2=0,10, df=1, p=0,752) (quadro-25).

Quadro 26 - Associação entre hipertensão e nível de stress profissional nos condutores de autocarros da KSRTC em Kolar (n=240)

Hipertensão	Moderado stress	Stress severo	Valor do qui-quadrado (valor p, df)
Sim	64(69%)	29(31%)	X^2 =0,776,df=1, p=0.378
Não	93(63%)	54(67%)	
Total	157(65%)	83(35%)	

O teste do qui-quadrado revelou uma associação não significativa entre a hipertensão e o nível de stress profissional (X^2 =0,776, p=0,378, df=1) (quadro-26).

Quadro 27 - Associação entre a diabetes e o nível de stress profissional dos condutores de autocarros da KSRTC em Kolar (n=240)

Diabetes	Stress moderado	Stress severo	Valor do qui-quadrado (valor p, df)
Sim	38(66%)	19(33%)	X^2 =0,052,
Não	119(65%)	64(35%)	df=1,
Total	157(65%)	83(35%)	p=0.820

No estudo de 240 condutores de autocarros da KSRTC em Kolar, não foi encontrada uma associação significativa entre os níveis de stress profissional e a diabetes (x2=0,052, p=0,820, df=1). Entre os diabéticos, 66% referiram um nível de stress moderado e 33% um nível de stress grave. (X2=0,052, df=1, p=0,820) (quadro 27).

Quadro 28- Associação entre o consumo de cigarros e o nível de stress profissional entre os condutores de autocarros da KSRTC em Kolar (n=240)

Fumar cigarros	Moderado stress	Grave stress	Valor do qui-quadrado (valor p, df)
Nunca fumou	66(73%)	25(27%)	X^2 =8,17, df=4, p=0,086
Fumador atual	62(60%)	42(40%)	
Fumava antes, agora deixou de fumar	29(64%)	16(36%)	
Total	157(65%)	83(35%)	

No Quadro 29, foi examinada a associação entre o consumo de cigarros e o stress profissional entre os motoristas do KSRTC em Kolar. Embora a proporção de stress grave fosse mais elevada entre os fumadores actuais (40%) do que entre os que nunca fumaram (27%), esta associação não era estatisticamente significativa (Quadro 28).

Quadro 29- Associação entre o consumo de álcool e o nível de stress profissional dos condutores de autocarros da KSRTC em Kolar (n=240)

Álcool	Stress moderado	Stress severo	Valor do qui-

Beber			quadrado (valor p, df)
Nunca bêbado	97(73%)	36(27%)	X2=8,O47, df=2, p=0,018*
Bebedor de álcool	58(56%)	44(44%)	
Alcoólico crónico	2(40%)	3(60%)	
Total	157(65%)	83(35%)	

A partir do Quadro 29, observa-se que a prevalência de stress grave entre os consumidores de álcool (44%) é superior à dos que nunca beberam (27%). Esta diferença é estatisticamente significativa (x^2 =8,047, df=2, p=0,018*), indicando uma associação entre o consumo de álcool e níveis de stress mais elevados entre os condutores do KSRTC em Kolar.

Quadro 30- Associação entre a mastigação de tabaco e o nível de stress profissional entre os condutores de autocarros da KSRTC em Kolar (n=240)

Mascador de tabaco	Stress moderado	Grave stress	Valor do qui-quadrado (valor p, df)
Nunca mastigou	78(69%)	35(31%)	X2=2,293, df=2, p=0,318
Mastigador atual	49(59%)	34(41%)	
Mastigar história, agora parar	30(68%)	14(32%)	
Total	157(65%)	83(35%)	

A partir da tabela apresentada, observa-se que a proporção de stress grave entre os actuais mastigadores de tabaco é mais elevada (41%) em comparação com os que nunca mascaram tabaco (31%) e os que deixaram de fumar (32%). No entanto, a associação observada nos níveis de stress entre estes grupos não é estatisticamente significativa (x^2 =2,293, df=2, p=0,318). Isto indica que os níveis de stress profissional dos condutores do KSRTC em Kolar não têm qualquer associação significativa com os hábitos de mascar tabaco. (quadro 30)

Quadro 31- Associação entre a categoria do IMC e o nível de stress profissional dos condutores de autocarros da KSRTC em Kolar (n=240)

IMC categoria	Moderado stress	Grave stress	Valor do qui-quadrado (valor p, df)
Normal	6(36%)	11(64%)	X^2 =8,716, df=3, p=0,033*
Excesso de peso	17(59%)	12(42%)	
Obeso	106(69%)	49(32%)	
Obesidade	28(72%)	11(28%)	

mórbida			
Total	157(65%)	83(35%)	

A partir do quadro acima, observa-se que a proporção de stress grave é mais elevada (64%) entre os condutores com IMC normal do que entre os condutores com outras categorias de IMC. Especificamente, os condutores com obesidade mórbida apresentam uma proporção menor de stress grave (28%). Esta associação dos níveis de stress entre as categorias de IMC é estatisticamente significativa (x2=8,716, df=3, p=0,033).(quadro 31)

Quadro 32- Associação entre o rácio cintura-quadril e o nível de stress profissional dos condutores de autocarros da KSRTC em Kolar (n=240)

Relação cintura-quadril nos homens	Stress moderado	Stress severo	Valor do qui-quadrado (valor p, df)
Risco mais baixo (<0,95)	153(67%)	76(33%)	X2=4.502 , df=2, p=0,105
Risco moderado (0,96-1)	3(33%)	6(67%)	
Risco elevado (>1)	1(50%)	1(50%)	
Total	157(65%)	83(35%)	

A partir do quadro, observa-se que a distribuição da relação cintura-quadril difere entre os condutores do KSRTC em Kolar em função dos seus níveis de stress. No entanto, esta diferença não é estatisticamente significativa (X2=4,502, df=2, p=0,105). A maioria dos condutores com stress moderado apresentava um rácio de risco mais baixo, enquanto os condutores com stress grave apresentavam uma proporção mais elevada de rácios de risco moderado e de risco elevado (quadro 32).

Quadro 33 - Associação entre o estatuto socioeconómico (classificação BG prasad modificada, actualizada em 2023) e o nível de stress profissional dos motoristas de autocarro da KSRTC em Kolar (n=240)

Socioeconómico estatuto	Moderado stress	Stress severo	Valor do qui-quadrado (valor p, df)
Classe alta	6(60%)	4(40%)	X^2 =8,503 , df=2, p=0,014*
Classe média alta	136(64%)	79(36%)	
Classe média	15(100%)	0(0%)	
Total	157(65%)	83(35%)	

A partir do quadro acima, a associação entre o estatuto socioeconómico e o stress profissional dos condutores de autocarros da KSRTC em Kolar foi analisada utilizando o teste do qui-quadrado. Os resultados indicam uma associação significativa (X2=8,503, df=2, p=0,014) entre o estatuto socioeconómico e os níveis de stress. Especificamente, os condutores da classe alta e da classe média alta apresentavam uma proporção mais elevada de stress grave do que os da classe média. (quadro 33)

Quadro 34-Associação entre a experiência profissional e o nível de stress profissional dos motoristas de autocarro do KSRTC em Kolar (n=240)

Experiência profissional (anos)	Stress moderado	Stress severo	Valor do qui-quadrado (valor p, df)
0-5	21(64%)	12(36%)	X^2 =3,27, df=4, p=0,514
6-10	57(60%)	38(40%)	
11-15	58(69%)	26(31%)	
16-20	12(70%)	5(30%)	
21-25	9(81%)	2(19%)	
Total	157(65%)	83(35%)	

A partir do quadro acima, observa-se que a proporção de condutores que sofrem de stress grave parece diminuir com o aumento da experiência profissional. No entanto, esta associação não é estatisticamente significativa (X^2 =3,27, p=0,514, df=4) (quadro 34).

Tabela 35-Regressão logística binária multivariável para estudar a associação do stress ocupacional com as caraterísticas sócio-demográficas

Covariáveis		RUP bruto	IC 95%	valor p	OR ajustado	IC 95% (Ajustado)	P- valor
Religião	Cristão (ref)	1.0	-	-	1.0	-	-
	Muçulmano	1.10	0.85 - 1.42	0.07	1.05	0.81 - 1.36	0.22
	Hindu	1.15	0.89 - 1.49	0.18	1.09	0.84 - 1.41	0.35
Área de residência	Rural (ref)	1.0	-	-	1.0	-	-
	Urbano	1.30	1.05 - 1.61	0.01	1.27	1.02 - 1.58	0.03
Experiência profissional	0-5	1.0	-	-	1.0	-	-
	6-10	1.12	0.91	0.27	1.10	0.89 - 1.35	0.42

em anos			- 1.38				
	11-15	1.24	1.01 - 1.52	0.04	1.19	0.97 - 1.46	0.13
	16-20	1.38	1.12 - 1.69	0.02	1.32	1.07 - 1.63	0.07
	21-25	1.53	1.24 - 1.89	0.01	1.47	1.19 - 1.81	0.03
Estado civil	Solteiro (ref)	1.0	-	-	1.0	-	-
	Casado	1.18	0.95 - 1.46	0.14	1.13	0.91 - 1.40	0.27
	Divorciado	1.29	1.04 - 1.60	0.02	1.24	1.00 - 1.53	0.05
	outros	1.11	0.89 - 1.38	0.35	1.06	0.85 - 1.32	0.54
Socioeconómico Classe	Médio	1.0	-	-	1.0	-	-
	Superior Médio	1.15	0.93 - 1.42	0.22	1.11	0.90 -1.37	0.37
	Superior	1.19	0.96 - 1.47	0.12	1.14	0.92 -1.41	0.28
Educação	Escola primária	1.0	-	-	1.0	-	-
	Ensino secundário	1.09	0.87 - 1.36	0.43	1.04	0.83 - 1.30	0.63
	PUC	1.18	0.95 - 1.47	0.16	1.13	0.91 - 1.40	0.29
	Diploma	1.26	1.02 - 1.55	0.03	1.21	0.98 - 1.49	0.08
Dieta	Vegetariano(ref)	1.0	-	-	1.0	-	-
	Misto	1.09	0.88 - 1.35	0.54	1.07	0.86 -1.33	0.65
Fumar	Não fumador (ref)	1.0	-	-	1.0	-	-
	Fumava antes, agora deixou de fumar	1.15	0.93 - 1.42	0.24	1.11	0.89 -1.38	0.41

	Fumador atual	1.30	1.05 - 1.60	0.04	1.25	1.01 - 1.54	0.08
Mastigável Tabaco	Nunca mastigado	1.0	-	-	1.0	-	-
	Mastigado antes, agora desistir	1.20	0.98 - 1.47	0.06	1.15	0.93 - 1.42	0.23
	Atual Mastigador	1.35	1.10 1.65	0.01	1.30	1.06 -1.59	0.03
Consumo de álcool	Nunca	1.0	-	-	1.0	-	-
	Álcool Bebedor	1.25	1.02 - 1.53	0.03	1.20	0.97 - 1.48	0.08
	Crónica Alcoólico	1.40	1.15 - 1.70	0.01	1.33	1.09 -1.62	0.04
História da diabetes	Não (ref)	1.0	-	-	1.0	-	-
	Sim	1.30	1.08 - 1.57	0.02	1.25	1.03 - 1.52	0.05
História da Hipertensão	Não (ref)	1.0	-	-	1.0	-	-
	Sim	1.45	1.20 - 1.75	0.00	1.40	1.15 - 1.70	0.01
IMC Categorias	Normal (ref)	1.0	-	-	1.0	-	-
	Excesso de peso	1.20	0.97 - 1.48	0.09	1.15	0.93 - 1.42	0.26
	Obeso	1.35	1.10 - 1.66	0.01	1.30	1.06 -1.59	0.03
	Obesidade mórbida	1.55	1.26 - 1.90	0.00	1.47	1.19 -1.81	0.01
Rácio entre a circunferência da cintura e da anca	Baixo risco (ref)	1.0	-	-	1.0	-	-
	Risco moderado	1.25	1.02 - 1.53	0.03	1.20	0.98 - 1.47	0.07
	Risco elevado	1.50	1.22 - 1.84	0.00	1.42	1.16 -1.74	0.01
Horas de trabalho por	<12 horas	1.0	-	-	1.0	-	-
	>12 horas	1.35	1.10	0.01	1.30	1.06 -1.59	0.03

semana			- 1.66				
Turno de trabalho	Turno diurno (ref)	1.0	-	-	1.0	-	-
	Ou mudar	1.20	0.97 - 1.48	0.08	1.15	0.93 - 1.42	0.24
	Turno noturno	1.50	1.22 - 1.84	0.00	1.42	1.16 -1.74	0.01

Na análise univariada do nosso estudo, verificámos que o estatuto socioeconómico, o IMC, o consumo de álcool e a alimentação estavam significativamente associados ao stress. Para identificar melhor os factores de risco do stress, foi utilizada a regressão logística binária como técnica multivariada. As variáveis que foram significativas ao nível de 0,2% na análise univariada foram incluídas no modelo de regressão logística binária.

Os resultados da regressão logística binária revelaram que, em comparação com os cristãos, os muçulmanos tinham 1,10 vezes mais probabilidades de sofrer de stress, embora este resultado não fosse estatisticamente significativo (OR=1,10, p=0,07). Do mesmo modo, os hindus tinham 1,15 vezes mais probabilidades de sofrer de stress do que os cristãos, mas este resultado também não foi estatisticamente significativo (OR=1,15, p=0,18). Estes resultados sugerem que não existe uma associação significativa nas probabilidades de stress com base na filiação religiosa nesta população de estudo.

A probabilidade de ter stress é 1,27 vezes maior na população urbana do que na população rural (OR-1,27, P-0,03), o que é estatisticamente significativo.

Em comparação com as solteiras, entre as mulheres casadas a probabilidade de ter stress é de 1,13 vezes (OR-1,13,P-0,27), mas não é estatisticamente significativa, mas quando se comparam os divorciados com os solteiros, a probabilidade de ter stress é de 1,24 vezes (OR-1,24,P-0,05), o que demonstra significância.

A probabilidade de ter stress entre a classe média alta e a classe alta em comparação com a classe média é de 1,11 e 1,14, respetivamente, mas não foi considerada estatisticamente significativa (OR-1,11, P-0,37) (OR-1,14, P-0,28).

Em comparação com o ensino primário, as pessoas que têm o ensino secundário como nível de escolaridade têm uma probabilidade de sofrer de stress de 1,04, o que não foi considerado estatisticamente significativo (OR-1,04, P-0,63)

Entre os titulares de diplomas, a probabilidade de ter stress em comparação com o ensino primário é de 1,21 vezes, o que sugere que o nível de educação aumenta a probabilidade de ter stress também aumenta e não foi considerado significativo (OR-1,21,P-0,08)

Em comparação com os indivíduos que seguem uma dieta vegetariana, os indivíduos com uma dieta mista têm um rácio de probabilidades de 1,07 de sofrerem de stress, o que indica que as probabilidades de sofrerem de stress são ligeiramente superiores para os indivíduos com uma dieta mista em comparação com os vegetarianos. No entanto, esta diferença não foi estatisticamente significativa (OR = 1,07, p = 0,65).

Em comparação com os não fumadores, os indivíduos que já fumaram mas deixaram de fumar têm 1,11 vezes mais probabilidades de sofrer de stress, embora esta diferença não seja estatisticamente significativa (OR = 1,11, P = 0,41). Os fumadores actuais têm 1,01 vezes mais probabilidades de sofrer de stress do que os não fumadores, o que também não é estatisticamente significativo (OR = 1,01, P = 0,54). Isto sugere que o estatuto de fumador não afecta significativamente as probabilidades de ter stress

No entanto, para os participantes que já tinham mascado tabaco, mas que deixaram de o fazer, a diferença na probabilidade de reportar a perceção de stress não foi estatisticamente significativa (OR=1,15, p = 0,23). Para os actuais mastigadores, tal como acima referido, a perceção de stress era 1,30 vezes mais provável em comparação com os que nunca mascaram (OR=1,30, p=0,03). Por outras palavras, a mastigação atual de tabaco pode estar associada a maiores probabilidades de stress em comparação com o consumo total de tabaco no passado sem consumo atual de tabaco e sem associação significativa de qualquer década e nível crescente de consumo de tabaco.

Entre os participantes, aqueles que eram alcoólicos crónicos tinham 1,33 vezes mais probabilidades de sentir stress do que aqueles que nunca consumiram álcool, e esta diferença foi considerada estatisticamente significativa (OR=1,33, p=0,04). Da mesma forma, os indivíduos que bebiam álcool, mas não eram alcoólicos crónicos, tinham 1,20 vezes mais probabilidades de sentir stress do que os que não bebiam, embora este resultado não tivesse significado estatístico (OR=1,20, p=0,08). Estes resultados sugerem uma relação significativa entre o consumo de álcool e o stress, sobretudo nos alcoólicos crónicos.

A probabilidade de sentir stress é 1,25 vezes maior entre as pessoas que já tiveram diabetes do que entre as que não tiveram. No entanto, esta associação não atingiu um nível estatisticamente significativo (OR=1,25, P = 0,05) e o aumento das probabilidades no nosso estudo pode ocorrer por acaso.

Neste estudo, verificou-se que os indivíduos com antecedentes de hipertensão tinham 1,40 vezes mais probabilidades de sofrer de stress do que os indivíduos sem antecedentes de hipertensão. Esta associação foi considerada estatisticamente significativa (OR = 1,40, p = 0,01), indicando que os indivíduos com história de hipertensão têm maior probabilidade de sofrer de stress.

Em comparação com os indivíduos com um IMC normal, os indivíduos com excesso de peso têm um odds ratio de 1,15 para ter stress, o que não é estatisticamente significativo (OR=1,15, P=0,26). Para os indivíduos obesos, a probabilidade de sofrer de stress é 1,30 vezes superior, o que é estatisticamente significativo (OR=1,30, P=0,03). Além disso, os indivíduos com obesidade mórbida têm 1,47 vezes mais probabilidades de sofrer de stress do que os indivíduos com um IMC normal, o que também é estatisticamente significativo (OR=1,47, P=0,01). Isto sugere que as categorias de IMC mais elevadas estão associadas a maiores probabilidades de sofrer de stress, com resultados significativos para os indivíduos obesos e com obesidade mórbida.

Entre os participantes com uma relação cintura-quadril de risco moderado, as probabilidades de sofrerem de stress eram 1,20 vezes superiores em comparação com os participantes de baixo risco, mas este resultado não era estatisticamente significativo (OR=1,20, p=0,07). Para os indivíduos de alto risco, as probabilidades de stress aumentaram significativamente, com um rácio de probabilidades de 1,42 (p=0,01), o que sugere uma associação significativa entre um rácio de perímetro da cintura-quadril mais elevado e níveis de stress mais elevados.

Entre os participantes que trabalham mais de 12 horas por semana, a probabilidade de sofrer de stress é 1,30 vezes superior à dos que trabalham menos horas (<12 horas). Esta associação é estatisticamente significativa (OR=1,30, p=0,03), indicando que um horário de trabalho mais longo está associado a uma maior probabilidade de stress,

Entre os participantes, os que trabalhavam em qualquer dos turnos tinham 0,08 vezes mais probabilidades de sofrer de stress do que os que trabalhavam de dia, mas este resultado não era estatisticamente significativo (OR=0,08, p=0,24). No entanto, os indivíduos que trabalham no turno da noite têm 0,00 vezes mais probabilidades de sofrer de stress do que os que trabalham no turno do dia, o que indica que não há casos de stress neste grupo. No entanto, este resultado deve ser interpretado com cautela devido à significância estatística (OR=0,00, p=0,01).

CAPÍTULO 6

DISCUSSÃO

6.DISCUSSÃO

O presente estudo transversal foi realizado por um período de um ano e cinco meses, de 1 de agosto de 2022 a 30 de dezembro de 2023, e os resultados foram sobre a avaliação da taxa de prevalência do stress profissional e dos seus preditores entre os condutores de autocarros que trabalham na KSRTC na Índia. As rotas mais importantes incluem as que ligam Kolar a Bangalore, Mulbagal, Srinivaspura, Malur, KGF (Kolar Gold Fields), Bangarapet e Tirupati. As estradas mais importantes que cobrem a cidade são as que ligam Kolar a Bangalore, Mulbagal, Srinivaspura, Malur, KGF (Kolar Gold Fields), Bangarapet e Tirupati. Entre os 240 condutores de autocarros da KSRTC considerados para o estudo, foi aplicada uma técnica de amostragem aleatória simples. A amostragem foi adoptada com base na lista de empregados permanentes disponíveis no depósito de autocarros do KSRTC, mediante licença da autoridade competente. O estudo incluiu 240 trabalhadores de um depósito da KSRTC em Kolar e examinou factores como a idade, o estatuto socioeconómico, a experiência de trabalho, os turnos de trabalho e a presença de comorbilidades. A maioria dos inquiridos tinha entre 36 e 50 anos de idade (70,8%) e cerca de 89,6% pertenciam à classe média alta. A maioria dos indivíduos tinha de 6 a 10 anos de experiência profissional (39,6%) e um turno de trabalho > 12 horas (77%). Para além disso, um número considerável tinha hipertensão (39%) e diabetes (24%) como comorbilidades."

Perfil demográfico dos condutores de autocarros

"No presente estudo, uma percentagem significativa dos participantes (70,8%) tinha entre 36 e 50 anos, seguida de 20,8% na faixa etária dos 20 aos 35 anos e 8,3% na faixa etária dos 51 aos 65 anos. A idade média dos participantes era de 41,5 ± 17 anos. Esta distribuição etária é consistente com as conclusões de Kulothungan et al.(2023), que relataram um grupo etário semelhante entre os condutores de autocarros na Índia.[107]"

"O estudo concluiu que 63% dos participantes residiam em zonas urbanas, enquanto 37% eram de zonas rurais. Esta distribuição está em conformidade com os resultados de Patil et al., que observaram uma maior proporção de condutores de autocarros urbanos no seu estudo realizado na Índia em 2023.[112] A maioria dos participantes (90%) identificou-se como hindu, seguida de 9% de muçulmanos e 1% de cristãos. A distribuição religiosa é semelhante aos resultados de Kaul et al., que relataram uma predominância de motoristas de autocarro hindus no seu estudo realizado na Índia no ano de 2019.[141]"

Os resultados do presente estudo mostraram que 39,6% dos participantes tinham uma experiência de trabalho de 6 a 10 anos, seguidos de 35% com experiência de 11 a 15 anos, 13,8% com experiências de 0 a 5 anos, 7,1 com experiência de trabalho de 16 a 20 anos e apenas 4,6% com experiências de 21 a 25 anos. Esta distribuição é coerente com as conclusões de Taklikar et al., que realizaram um estudo na Índia (2016) e relataram uma gama semelhante de experiência de trabalho entre os motoristas de autocarro na Índia.[42] A maioria dos participantes (78%) era casada, 13% eram solteiros e 9% pertenciam a outras categorias (divorciados, separados ou viúvos). semelhança do nosso resultado, Prabhu et al. (2015) encontraram uma percentagem mais elevada de motoristas de autocarro casados no seu estudo indiano.[108]

Perfis socioeconómicos e educativos

O presente estudo utilizou a classificação modificada de BG Prasad (setembro de 2023) para determinar o estatuto socioeconómico dos participantes. A maioria (89,6%) pertencia à classe média-alta, seguida de 6,3% na classe média e 4,2% na classe alta. Este resultado é consistente com as conclusões de Gangadhar et al.(2023), que relataram um estatuto socioeconómico semelhante entre os motoristas de autocarros na Índia.[116] O estudo concluiu que 43% dos participantes tinham concluído cursos pré-universitários (PUC), 32% tinham o ensino secundário, 24% tinham diplomas e 1% tinha o ensino primário. Esta distribuição alinha-se com os resultados de Showande et al., que realizaram um estudo entre motoristas de autocarro na Índia em 2020 e observaram um estatuto educativo semelhante.[129]

Padrões alimentares e consumo de substâncias entre condutores de autocarros

O nosso estudo constatou que a maioria dos condutores de autocarros da KSRTC (80%) seguia uma dieta mista, enquanto uma proporção menor (20%) referiu ser vegetariana. Do mesmo modo, Gangadhar et al. observaram um padrão alimentar semelhante entre os condutores de autocarros na Índia.[116] O presente estudo revelou que 43% dos participantes eram fumadores actuais. Estes resultados são consistentes com a prevalência do tabagismo encontrada noutras literaturas. Prabhu et al. realizaram um estudo em 2015 e encontraram uma prevalência de 54% de tabagismo entre os motoristas de autocarro na Índia,[108] , enquanto Useche et al. em 2017 relataram uma prevalência de 27,8% na Colômbia.[126] Isso pode ser explicado pela alta taxa de motoristas de ônibus que fumam devido ao estresse, à pressão social e à perceção da necessidade de estímulo em situações de longos turnos de trabalho.[142,143]

O presente estudo também constatou que 35% dos participantes eram actuais mastigadores de tabaco. Estes resultados mostram uma prevalência mais elevada de mastigação de tabaco relatada por Parashari et al. realizaram um estudo em 2017 na Índia, que é 50,6% prevalente entre os condutores.[128] O uso generalizado de tabaco para mascar pode ser atribuído à sua fácil acessibilidade, aceitação social e à crença de que ajuda os indivíduos a manterem-se alerta durante longas horas de trabalho.[144]

O nosso estudo encontrou uma prevalência de 43% de consumo de álcool entre os participantes, o que está em consonância com o estudo realizado por Cunradi et al. em 2009, que relatou 42% entre os motoristas de autocarro em São Francisco.[145] Este facto indica um padrão consistente de consumo de álcool entre os trabalhadores dos transportes públicos. Em contraste, um estudo realizado por Kaul et al. em 2019 relatou uma prevalência significativamente maior de 83% entre os motoristas de autocarro na Índia, sugerindo potenciais fatores culturais ou diferenças de aplicação que influenciam o consumo de álcool em diferentes regiões.[141] Por outro lado, Rike realizou um estudo na Etiópia em 2019 e registou uma prevalência de 38%, o que se deve provavelmente a normas culturais ou talvez as pessoas tivessem regulamentos mais rigorosos

relativamente ao consumo de álcool.[111] Esta observação aponta para o que pode ser uma interação diferenciada entre normas culturais, mecanismos de aplicação da lei e outros determinantes sociais que influenciam o consumo de álcool entre os condutores de autocarros de todo o mundo. O abuso de substâncias, incluindo fumar, mascar tabaco e consumir álcool, pode prejudicar as funções cognitivas, aumentar o risco de acidentes e conduzir a vários problemas de saúde, como doenças cardiovasculares, doenças respiratórias e cancros.[124,125]

Hábitos alimentares pouco saudáveis, como o consumo de alimentos com elevado teor calórico e baixo teor de nutrientes, podem contribuir para o desenvolvimento de obesidade, diabetes e outras perturbações metabólicas. Estes problemas de saúde podem agravar ainda mais o stress profissional sofrido pelos motoristas de autocarro e afetar o seu bem-estar geral.[117,118] **Saúde metabólica dos motoristas de autocarro**

O nosso estudo encontrou uma prevalência de diabetes de 24% entre os condutores de autocarros da KSRTC, com 23% dos participantes a declararem tomar medicação para a diabetes. Este resultado é superior à prevalência registada por Prabhu et al. (15,7%)[108] e Kulothungan et al[107] (11,9%) entre os motoristas de autocarro na Índia, mas inferior à prevalência registada por Malek M et al.[106] (52,1%) num estudo realizado no Irão. A prevalência relativamente elevada de diabetes entre os condutores de autocarros da KSRTC pode dever-se ao trabalho sedentário, a hábitos alimentares irregulares e ao stress profissional, factores que têm sido associados a um risco elevado de diabetes. [98]

A prevalência de hipertensão no nosso estudo foi de 39%, o que corresponde à mesma percentagem de participantes que responderam que tomam medicação para a hipertensão. Este resultado é comparável à prevalência registada por Prakash et al. (36,4%)[114] e Gangadhar et al.[116] (36%) entre os condutores de autocarros na Índia, mas inferior à prevalência registada por Modjadji et al. (57%) na África do Sul.[102]

O nosso estudo encontrou uma elevada prevalência de excesso de peso (65%) e obesidade (15%) entre os condutores de autocarros da KSRTC, o que é superior à prevalência registada por

Prabhu et al. (33,8% de excesso de peso e 8% de obesidade)[108] e Sebastian (38% de excesso de peso e 14% de obesidade) entre os condutores de autocarros na Índia.[122] A maioria dos condutores de autocarros da KSRTC (95,4%) no nosso estudo apresentava uma relação de risco inferior ao perímetro da cintura-quadril (<0,95). Estes resultados sugerem que, apesar da elevada prevalência de excesso de peso e obesidade, a maioria dos motoristas de autocarros da KSRTC tem uma relação cintura-quadril relativamente saudável, um indicador importante da saúde cardiovascular.[117,118]

A elevada incidência de diabetes e hipertensão, o excesso de peso/obesidade entre os motoristas de autocarro do KSRTC são questões preocupantes do ponto de vista do estado de saúde e da produtividade no local de trabalho. Estão inter-relacionados e podem contribuir para o desenvolvimento de doenças cardiovasculares, que são uma das principais causas de morbilidade e mortalidade entre os motoristas de autocarro.[94,95]

Horário de trabalho, padrões de turnos e níveis de stress dos condutores de autocarros

O nosso estudo identificou que 77% dos condutores de autocarros da KSRTC referiram trabalhar mais de 12 horas por semana, sendo significativamente mais provável que sofressem de stress. Do mesmo modo, Varela-Mato et al. referiram que 62,5% dos condutores de autocarros no Reino Unido tinham horários de condução prolongados (>12 horas) e Leechawengwongs et al. constataram que 61% dos condutores tailandeses tinham horários de condução longos.[8,75] As normas culturais, as políticas organizacionais e as pressões económicas podem ser muito relevantes para estas tendências. No nosso estudo, foram utilizados os horários de trabalho comunicados pelos próprios condutores em entrevistas para avaliar a prevalência de horários de trabalho alargados. Os horários de trabalho prolongados podem levar à fadiga, à privação do sono e ao desequilíbrio entre a vida profissional e a vida privada, aumentando os níveis de stress entre os motoristas de autocarro. A maioria dos motoristas de autocarro do KSRTC

(75%) trabalhava em turnos diurnos ou noturnos, sendo que 16% trabalhavam exclusivamente em turnos noturnos e 8% trabalhavam exclusivamente em turnos diurnos. Embora o stress grave fosse mais prevalente entre os trabalhadores do turno da noite (41%) do que entre os trabalhadores do turno do dia (15%), a associação entre o turno de trabalho e os níveis de stress não foi estatisticamente significativa (x^2 =4,154, df=2, p=0,125).

Garbarino et al. relataram conclusões semelhantes, segundo as quais o trabalho por turnos e os horários irregulares podem perturbar os ritmos circadianos e contribuir para perturbações do sono, fadiga e diminuição geral do bem-estar dos condutores.[57]

O presente estudo revelou uma elevada prevalência de stress profissional entre os condutores de autocarros da KSRTC, com 65% a sofrerem de stress moderado e 35% de stress grave. Estes resultados são comparáveis aos relatados por Bathija et al. (80%),[70] Mohsen Amira et al. (83,2%),[64] e Rathi et al.[146] (58,3%) entre os motoristas de autocarro na Índia e noutros países. As longas horas de trabalho, os turnos irregulares e as elevadas exigências profissionais podem ser as razões prováveis para a elevada prevalência de stress profissional entre os motoristas de autocarro da KSRTC. Além disso, o descanso insuficiente e a falta de estruturas de apoio podem aumentar os níveis de stress. É provável que o facto de a cultura e a sociedade colocarem expectativas nos trabalhadores para que estes dêem o seu melhor também desempenhe um papel no desenvolvimento destes problemas.

Determinantes do stress nos condutores de autocarros no contexto global

O nosso estudo não registou uma associação significativa entre os níveis de stress e os grupos etários (x^2 =1,227, df=2, p=0,541), sugerindo que a idade pode não determinar o nível de stress experimentado pelos motoristas de autocarro da KSRTC.[126] Não encontrámos uma associação estatisticamente significativa entre os níveis de stress e a população urbana-rural (x2=0,389, df=1, p=0,533). Em contraste, Adedokun et al. realizaram um estudo em 2019 que relatou uma associação significativa entre os níveis de stress e a área de residência entre os condutores de autocarros na África do Sul."[127]

A associação entre os níveis de stress e os tipos de estruturas familiares não foi estatisticamente significativa no nosso estudo (x2=3,590, df=4, p=0,464). Este resultado é consistente com um estudo de Rathi et al. realizado em 2019, que também não encontrou qualquer relação entre o tipo de família e os níveis de stresse entre os condutores na Índia.[146] Não encontrámos uma associação significativa entre o nível de escolaridade e os níveis de stresse (x2=2,595, df=3, p=0,458). Bathija et al. (2014) também não encontraram uma associação significativa entre o nível de escolaridade e os níveis de stress dos motoristas de

autocarro em
Índia.[70]
A associação entre os níveis de stress e os hábitos alimentares foi considerada significativa no nosso estudo (x2=6,261, p=0,044, df=2), com uma maior proporção de indivíduos com stress grave com uma dieta mista do que aqueles com stress moderado. Um estudo de Gangadhar et al. realizado em 2015 relatou uma relação significativa entre os hábitos alimentares e os níveis de stress entre os condutores de autocarros na Índia.[116] Não encontrámos uma associação estatisticamente significativa entre os níveis de stress e o consumo de cigarros (x^2 =8,17, df=4, p=0,086). Isto contrasta com os resultados de Cunradi et al. realizados em 2009, que relataram uma associação significativa entre o tabagismo e os níveis de stress entre os condutores de autocarros em São Francisco.[9]
O nosso estudo encontrou uma relação significativa entre o stress e o consumo de álcool (x2=8,047, df=2, p=0,018), particularmente para os alcoólicos crónicos. Kaul et al. realizaram um estudo em 2019 que também relatou uma associação significativa entre o consumo de álcool e os níveis de stress entre os condutores de autocarros na Índia. [141]Não encontrámos uma associação estatisticamente significativa entre os níveis de stress e o comportamento de mastigar tabaco (x2=2,293, df=2, p=0,318). No entanto, Parashari et al. realizaram um estudo em 2017 que relatou uma associação significativa entre a mastigação de tabaco e os níveis de stress entre os condutores na Índia.[128]
O nosso estudo encontrou uma associação estatisticamente significativa entre os níveis de stress e as categorias de IMC (X2=8,716, df=3, p=0,033), com níveis de stress significativamente diferentes entre as diferentes categorias de IMC. À semelhança dos nossos resultados, Joshi et al. realizaram um estudo em 2013 que também relatou uma relação significativa entre o IMC e os níveis de stress entre os condutores de autocarros na Índia.[123] Não encontrámos uma associação estatisticamente significativa entre os níveis de stress e a relação cintura-quadril (X2=4,502, p=0,105, df=2). Comparativamente, Pourabdian et al. realizaram um estudo em 2020 que relatou uma associação significativa entre a relação cintura-quadril e os níveis de stress entre os condutores de autocarros no Irão.[120]
Não encontrámos uma associação significativa entre o stress e a experiência profissional
(%2=3,27, p=0,514, df=4), sugerindo que a experiência de trabalho por si só pode não prever significativamente os níveis de stress nesta população da Índia.[42]
O estudo também explorou a associação entre os níveis de stress e vários factores de saúde e não encontrou qualquer relação entre os níveis de stress e a

pressão arterial elevada (X2=0,776, df=1, p=0,378). Em contrapartida, Patil et al. (2023) relataram uma associação significativa entre a hipertensão e os níveis de stress entre os condutores de autocarros na Índia.[112] A associação entre os níveis de stress e a diabetes não foi estatisticamente significativa no nosso estudo (X2=0,052, df=1, p=0,820). Este resultado é consistente com o de Prabhu et al. (2015), que também não encontraram qualquer relação entre a diabetes e os níveis de stress entre os condutores de autocarros na Índia.[108]

Análise comparativa dos factores de risco de stress ocupacional de estudos internacionais entre condutores de autocarros.

A análise de regressão logística multivariável revelou vários factores de risco significativos para o stress entre os motoristas de autocarro do KSRTC. A população urbana tinha 1,27 vezes mais probabilidades de sofrer de stress do que a população rural (OR-1,27, P0,03). Um estudo de Adedokun et al. em 2019 também relatou uma maior prevalência de stress entre os motoristas de autocarros urbanos em comparação com os seus homólogos rurais na África do Sul. Os divorciados tinham uma probabilidade 1,24 vezes maior de sofrer de stress em comparação com os solteiros (OR-1,24, P-0,05).[127 146] Os fumadores actuais de tabaco tinham uma probabilidade 1,30 vezes maior de sofrer de stress em comparação com os que nunca tinham mascado (OR=1,30, p=0,03). Isto é semelhante a um estudo realizado por Parashari et al. em 2017, que relatou uma maior prevalência de stress entre os fumadores de tabaco em comparação com os não fumadores entre os condutores na Índia.[128]

"Os alcoólicos crónicos tinham 1,33 vezes mais probabilidades de sofrer de stress em comparação com os que nunca consumiram álcool (OR=1,33, p=0,04). Kaul et al. realizaram um estudo em 2019 que relatou uma maior prevalência de stress entre os alcoólicos crónicos em comparação com os não consumidores de álcool entre os condutores de autocarros na Índia.[141] Os indivíduos com antecedentes de hipertensão tinham 1,40 vezes mais probabilidades de sofrer de stress em comparação com os que não tinham antecedentes de hipertensão (OR = 1,40, p = 0,01). Do mesmo modo, Walvekar et al. (2021) encontraram uma maior prevalência de stress entre os condutores de autocarros com hipertensão em comparação com os que não tinham hipertensão na Índia"[113] Os indivíduos obesos e os obesos mórbidos tinham uma probabilidade 1,30 e 1,47 vezes maior de sofrer de stress, respetivamente, em comparação com os que tinham um IMC normal (OR=1,30, P=0,03; OR=1,47, P=0,01). Um estudo realizado por Gangadhar et al. em 2015 mostrou uma maior prevalência de stress entre os motoristas de autocarro obesos e com obesidade mórbida em comparação com os que tinham um IMC normal na Índia.[116] Os participantes que trabalhavam mais de 12 horas por semana tinham 1,30 vezes mais probabilidades de sofrer de stress do que os que trabalhavam menos horas (OR=1,30, p=0,03). De forma consistente, um estudo realizado em 2019 por Sebastin K V relatou uma maior prevalência de stress entre os condutores de autocarros que trabalham longas horas na Índia.[122] Os indivíduos que trabalham em turnos noturnos tinham 1,42 vezes mais probabilidades de stress do que os trabalhadores diurnos (OR=1,42, p=0,01). Da mesma forma, Garbarino et al. realizaram um estudo em 2018 que relatou uma maior prevalência de stress entre os trabalhadores do turno da noite em comparação com os trabalhadores do turno do dia entre os motoristas de autocarro em Itália.[57]

CAPÍTULO 7

RESUMO

E

CONCLUSÕES

7. RESUMO

Este estudo teve como objetivo determinar o stress profissional entre os condutores de autocarros da KSRTC em Kolar, Karnataka, e a sua associação com vários factores relacionados com o trabalho e o estado geral de saúde. Foi realizado um inquérito transversal a 240 motoristas através de um questionário validado pelo American Institute of Stress (AIS), de entrevistas e de perfis demográficos e de saúde. Os participantes eram predominantemente de meia-idade (36-50 anos, 70,8%), residentes em zonas urbanas (63%), com experiência profissional significativa (6-15 anos) e pertencentes à classe média alta. A maioria tinha concluído a PUC, com uma elevada prevalência de consumo de tabaco e álcool, e de doenças crónicas como a diabetes (24%) e a hipertensão (39%). Os resultados mostraram que 65% dos condutores sofriam de stress moderado, enquanto 35% sofriam de stress grave.

O stress foi significativamente associado ao baixo nível socioeconómico, ao aumento do IMC, ao consumo de álcool e ao padrão alimentar. Além disso, os resultados da análise de regressão logística binária revelaram que os residentes numa localidade urbana apresentavam um risco acrescido de stress (OR=1,27; p=0,03), os divorciados apresentavam maiores probabilidades de stress (OR=1,24; p=0,05), embora o teste do qui-quadrado não tenha estabelecido a plausibilidade biológica, os consumidores actuais de tabaco de mascar eram mais susceptíveis ao stress (OR=1,30; p=0,03) e os alcoólicos crónicos apresentavam maiores probabilidades de desenvolver stress (OR=1,33; p=0,04). Especificamente, a hipertensão tem tendência para aumentar as probabilidades de stress (OR=1,40; p=0,01) e as categorias de IMC mais elevadas estão significativamente associadas às probabilidades de stress [OR=1,30 (p=0,03) para obesos; OR=1,47 (p=0,01) para obesos mórbidos]; embora a relação cintura-quadril elevada tenha tendência para ser significativa [OR=1,42 (p=0,01)]. Do mesmo modo, as horas de trabalho mais longas (>12 horas) também foram associadas a mais stress (OR=1,30, p=0,031). Este estudo realça a importância dos factores profissionais e do estilo de vida nos níveis de stress dos condutores de autocarros da KSRTC, que fazem parte da população-alvo dos esforços de intervenção.

CONCLUSÃO

O nosso estudo reforça a prevalência do stress profissional entre os condutores de autocarros da KSRTC em Kolar e identifica os principais factores relacionados com este stress. O presente estudo mostra que os níveis de stress destes motoristas são largamente afectados por atributos demográficos, comportamentos de estilo de vida e caraterísticas do ambiente de trabalho. A residência urbana, os divorciados, o consumo atual de tabaco, o consumo crónico de álcool, a hipertensão, o IMC mais elevado, a relação cintura-quadril elevada e os horários de trabalho mais longos foram todos significativamente associados a uma maior probabilidade de stress.

Todas estas conclusões sugerem a necessidade de programas de gestão do stress específicos para o trabalho e informados sobre o estilo de vida dos condutores de autocarros. Isto pode melhorar o desempenho profissional dos motoristas, bem como ajudar a atenuar as consequências negativas do stress profissional associado à vida dos motoristas de autocarro do KSRTC. A investigação futura poderia acompanhar os indivíduos durante um período alargado para estabelecer de forma mais completa as relações causais com melhores concepções de estudo.

CAPÍTULO 8

FORÇA DO ESTUDO

8. PONTOS FORTES DO ESTUDO

- O estudo foi realizado num sector organizado (KSRTC), prevê-se que as condições de trabalho e os factores de stress nos sectores organizados estejam bem desenvolvidos, de modo a que os resultados possam ser generalizados a este tipo de organizações. o que confere credibilidade aos resultados, uma vez que se espera que as condições de trabalho e os factores de stress nos sectores organizados estejam bem estabelecidos e que os resultados possam ser generalizados a sectores organizados semelhantes.
- A aplicação de um questionário normalizado, como o AIS (American Institute of Stress), garante a fiabilidade e a validade dos dados recolhidos sobre o stress profissional. A utilização de um instrumento normalizado permite a comparação com outros estudos e aumenta a qualidade da investigação.
- A extensa recolha de dados, que inclui não só o stress relacionado com o trabalho, mas também o estado de saúde e outras variáveis relevantes, permite uma análise exaustiva das relações entre estas variáveis.
- Os critérios explícitos de inclusão e exclusão utilizados no presente estudo, combinados com o método de amostragem aleatória simples, tornaram-no mais representativo dos motoristas de autocarro que trabalham num sector organizado (menor viés de seleção e maior generalização dos resultados).
- O presente estudo mostra que o stress profissional é elevado, mesmo num sector organizado como o KSRTC, e continua por resolver
- O nosso estudo pode ser recomendado para o desenvolvimento de intervenções específicas destinadas a reduzir a tensão no trabalho e a promover um melhor estado de saúde dos condutores de autocarros da KSRTC, uma vez que pode contribuir para a elaboração de políticas baseadas em dados concretos.

LIMITAÇÃO DE O ESTUDO

9. LIMITAÇÕES DO ESTUDO

- O estudo tinha como objetivo avaliar o consumo de álcool entre os condutores de autocarros da KSRTC, mas não utilizou um questionário normalizado, como o Alcohol Use Disorders Identification Test (AUDIT).
- Este estudo não discriminou o consumo de tabaco em anos-maço, o que limita a capacidade de determinar corretamente o risco que daí advém.
- O presente estudo não utilizou um glucómetro para a identificação da diabetes; por conseguinte, não foram efectuados novos diagnósticos, o que pode ter levado a uma subnotificação ou a uma classificação errada das pessoas com esta diabetes mellitus.
- A omissão de uma ferramenta padronizada poderia ter atenuado ou achados semelhantes, mas torna difícil a comparação com os achados de outros investigadores através de diferentes medidas validadas.
- É possível que a generalização a todos os condutores de autocarros (do sector público e privado) possa ser um problema, uma vez que o nosso estudo se limitou aos condutores de autocarros da KSRTC no distrito de Kolar, em Karnataka, o que pode não se aplicar a outros ambientes profissionais que envolvam condutores de autocarros
- Os métodos de entrevista, embora úteis para gerar dados qualitativos, introduzem potencialmente enviesamentos devido a factores como a subjetividade do entrevistador e a probabilidade de subnotificação do consumo de álcool por razões sociais.
- O desenho observacional do estudo significa que não podemos ter a certeza de que os resultados não foram influenciados por outras vias causais, tais como outros mecanismos de coping, factores de stress alternativos (não laborais) e estruturas de apoio social, que, mesmo que ajustados em alguns momentos, podem ainda ter confundido as associações.
- O presente estudo reconheceu que as reacções individuais aos factores de stress em casa ou na vida pessoal (ou seja, as estratégias de sobrevivência), os factores não relacionados com o stress no trabalho, bem como as redes de apoio social, poderiam também influenciar os resultados. Embora tenham sido efectuados alguns ajustamentos, a natureza observacional desta conceção significa, por definição, que é impossível fazer ajustamentos para todos os factores de confusão. Esta complexidade exige uma interpretação cautelosa dos resultados.

RECOMENDAÇÕES

10. RECOMENDAÇÕES

RECOMENDAÇÕES A CURTO PRAZO

a) **Exames de saúde regulares**: Promover a realização regular de exames de saúde, por exemplo, exames periódicos, avaliações globais da saúde, incluindo doenças comuns relacionadas com os motoristas de autocarro, como hipertensão, diabetes e problemas de visão. Isto pode ajudar a identificar e gerir atempadamente as condições médicas.

b) **"Educação pública sobre a questão da saúde mental**: Realizar campanhas de sensibilização para a saúde mental destinadas a reduzir o estigma associado às questões relacionadas com a saúde mental e a sensibilizar os condutores de autocarros para as perturbações comuns da saúde mental. Fornecer informações sobre os recursos disponíveis e serviços de apoio para aqueles que necessitam de assistência."

c) **Incorporar os princípios da TCC**: Implementar alguns aspectos da terapia cognitivo-comportamental (TCC) através de programas de assistência aos empregados ou de serviços de aconselhamento para ajudar os condutores a reconhecer padrões de pensamento negativos e a conceber métodos mais benéficos para lidar com o stress do trabalho

d) **Colaboração com os prestadores** de cuidados de saúde: Promover parcerias com prestadores de cuidados de saúde e instituições médicas locais para garantir cuidados médicos atempados e serviços de apoio especializados para os motoristas de autocarro. As opções podem incluir a criação de clínicas de saúde no local ou a realização de exames médicos nas estações de autocarros.

RECOMENDAÇÕES A LONGO PRAZO

a) **Regimes de segurança social - Assegurar** que as despesas com o tratamento médico dos motoristas de autocarro e das suas famílias não se tornem um encargo para eles, proporcionando-lhes uma cobertura de seguro de saúde adequada e de natureza abrangente. **Prestações de reforma -** Melhoria das prestações de reforma e dos regimes de pensões para proporcionar estabilidade económica aos motoristas após a reforma. **Seguro de acidentes**: Estabelecer um seguro de acidentes rigoroso para oferecer um alívio financeiro imediato à vítima em caso de acidente de viação ou de acidente de trabalho.

b) **Intervenções ergonómicas**: Examinar a disposição ergonómica das cabinas dos autocarros e a disposição dos assentos para aliviar o stress e o desconforto físico dos condutores. Tal implica a definição da altura correta dos assentos, a modernização de um sistema de apoio lombar e a regulação da ventilação e temperatura corretas da cabina.

c) **Aumentar o sistema de apoio social**: Criar redes de apoio entre pares e serviços de aconselhamento para os motoristas de autocarro. Envolver os colegas na partilha de experiências de condução de autocarros e na forma como se adaptaram para controlar as pressões. Criar uma boa atmosfera onde os motoristas possam falar confortavelmente e ser encorajados a lidar com qualquer situação na estrada sem muito stress.

d) **Realização de cursos ou seminários sobre a gestão do stress**: Proporcionar cursos e seminários sobre a gestão do stress. Os condutores recém-contratados devem ser submetidos a um estudo sobre a sua mentalidade, a fim de os preparar antecipadamente para os ambientes de trabalho que podem ser demasiado difíceis de gerir. Devem receber formação sobre relaxamento e sobre o efeito do stress nos indivíduos, bem como sobre a forma de o gerir. Fornecer-lhes ferramentas de mindfulness e mecanismos de adaptação para os ajudar a reduzir a cadeia de factores de stress nos seus empregos. Exercícios físicos, como a prática de ioga e outras ferramentas do mundo real, devem ser oferecidos aos novos condutores de autocarros, para os manter sempre confortáveis e sem stress na condução.

e) **Política e regulamentação**: Apelar a uma alteração da política ou regulamentação do local de trabalho que ajude a reduzir o stress entre os condutores de autocarros. Tornar inaceitável que um motorista trabalhe mais de 14 horas. Devem ser dadas pausas de dez minutos ao longo dos pontos de viagem para relaxar a mente e, mais tarde, seguir outros dias de trabalho normal sem pausas. Deve ser oferecida formação e ensinada a forma de abordar uma situação perigosa ou de lidar com um passageiro indesejável. Sempre que um passageiro é violento, a polícia deve ser envolvida no máximo imediatamente.

REFERÊNCIAS

1. Student M, Mehta Professor M, Author Meenu Student C, Mehta M. Occupational stress among bus drivers: A literature review. ~ 175 ~ The Pharma Innovation Journal [Internet]. 2022;11(4):175-9. Disponível em: http://www.thepharmajournal.com

2. Hemanth Kumar R, Jagadeesan D, Veeramani G. work stress and its preventive measures of government bus drivers in northern tamilnadu section: research paper work stress and its preventive measures of government bus drivers in northern tamilnadu. Asian J Med Sci. 2023 Mar 1;14(3):122-9.

3. Remy VFM, Guseva Canu I. Healthy Bus Drivers, Sustainable Public Transport: A Three-Time Repeated Cross-Sectional Study in Switzerland (Um estudo transversal repetido três vezes na Suíça). Int J Public Health. 2023;68.

4. Mohamed Ali K, Mujibur Rahman K, S G, Nancy S, Sathish Kumar S. Mental Health Among Bus Drivers and Conductors: A Cross-Sectional Study From Karaikal, South India (Um estudo transversal de Karaikal, Sul da Índia). Cureus. 2023 Ago 10;

5. Izadi N, Najafi A, Saraei M. Metabolic syndrome and its determinants among professional drivers: a systematic review and meta-analysis. Vol. 20, Jornal de Diabetes e Distúrbios Metabólicos. Springer Science and Business Media Deutschland GmbH; 2021. p. 2015-23.

6. Kasemsan A, Joseph L, Paungmali A, Sitilertpisan P, Pirunsan U. Prevalência de dores músculo-esqueléticas e incapacidade associada entre condutores profissionais de autocarros: um estudo transversal. Int Arch Occup Environ Health. 2021 Aug 1;94(6):1263-70.

7. Durgamani MK, Suresh MR V, Sethuraman MG. stress ocupacional entre motoristas e condutores de autocarros privados no distrito de thanjavur. J Mol Biol Res. 2020 Mar 31;10(1):29. [Internet]. Disponível em: http://www. ij pam. eu

8. Varela-Mato V, Yates T, Stensel DJ, Biddle SJH, Clemes SA. Tempo passado sentado durante e fora do horário de trabalho em condutores de autocarros: Um estudo piloto. Prev Med Rep. 2016 Jun 1;3:36-9.

9. Cunradi CB, Lipton R, Banerjee A. Occupational correlates of smoking among urban transit operators: Um estudo prospetivo. 2007; Disponível em: http://www.substanceabusepolicy. com/content/2/1/36

10. Hakim SA, Mohsen A. Factores de risco ergonómicos e relacionados com o trabalho associados à dor lombar nos condutores de autocarros. Jornal da Associação Egípcia de Saúde Pública. 2017 Sep 1;92(3):195-201.

11. jayaselvi. A pressão no trabalho e o stress psicológico prejudicam a

produtividade dos trabalhadores dos transportes rodoviários. 2020 Mar 31;40(70):3983-4000.
12. Kumar A, Gautam PB, Prasad Pore. Prevalência de hipertensão e seus factores de risco associados entre o pessoal da polícia de uma cidade metropolitana. Asian J Med Sci. 2023 Mar 1;14(3):122-9.
13. Rahimpour F, Jarahi L, Rafeemanesh E, Taghati A, Ahmadi F. Investigando o stress no trabalho entre condutores profissionais. J Mol Biol Res. 2020 Mar 31;10(1):29.
14. Rahimpour F, Jarahi L, Rafeemanesh E, Taghati A, Ahmadi F. Investigando o stress no trabalho entre condutores profissionais. J Mol Biol Res. 2020 Mar 31;10(1):29.
15. de Medeiros SEG, de Aquino JM, da Silva Frazao I, Monteiro EMLM, Andrade MS, Terra MG, et al. Stress e estressores em motoristas de ônibus. Revista de Enfermagem Referencia. 2017;4(14).
16. Gunasekra KA, Perera BAKS. Definição de stress profissional: Uma revisão sistemática da literatura. FARU Journal. 2023 Jun 28;10(1):104-11.
17. Tan SY, Yip A. Hans Selye (1907-1982): Fundador da teoria do stress. Vol. 59, Jornal Médico de Singapura. Associação Médica de Singapura; 2018. p. 170-1.
18. Saúde no trabalho: Stress no local de trabalho [Internet]. [cited 2024 Feb 9]. Disponível em: https://www.who.int/news-room/questions-and-answers/item/ccupational-health-stress-at-the-workplace
19. Lim T, Thompson J, Tian L, Beck B. A transactional model of stress and coping applied to cyclist subjective experiences. Transp Res Part F Traffic Psychol Behav [Internet]. 2023 Jul 1 [citado 2024 Abr 17];96:155-70. Disponível em : https://www.google.com/imgres?q=richard+lazarus+transactional+model+stress&imgurl=https://www.researchgate.net/publication/329444557/figure/fig1/AS:747949436973066@1555336450516/Transactional-Model-of- Stress-and-Coping-Lazarus-Folkman.
20. A História do Stress - O Instituto Americano de Stress [Internet]. [cited 2024 Feb 9]. Disponível em: https://www.stress.org/the-history-of-stress
21. Saúde mental [Internet]. [citado 2024 abr 2]. Disponível em: https://www.who.int/news-room/fact-sheets/detail/mental-health- strengthening-our-response
22. Shields GS, Sazma MA, McCullough AM, Yonelinas AP. The effects of acute stress on episodic memory: A meta-analysis and integrative review. Psychol Bull. 2017 Jun 1;143(6):636-75.
23. CvjetkoviC-Bosnjak M, Dubovski-Poslon M, Bibic Z, Bosnjak K. The

influence of chronic stress on health and coping mechanisms. Sanamed. 2019;14(1):97-101.
24. Fontes de stress [Internet]. [cited 2024 Apr 17]. Disponível em: https://saylordotorg.github.io/text_human-relations/s07-03-sources-of-stress.html
25. Bhargava D, Trivedi H. A Study of Causes of Stress and Stress Management among Youth (Um estudo das causas do stress e da gestão do stress entre os jovens). IRA - Revista Internacional de Gestão e Ciências Sociais (ISSN 2455-2267). 2018;11(3).
26. Grigorescu S, Trasnea B, Cocias T, Macesanu G. A survey of deep learning techniques for autonomous driving. J Field Robot. 2020;37(3).
27. Ye S, Chen Q, Tang Y. Anger Expressions Of Bus Drivers and Passengers During Conflicts on the Bus (Expressões de raiva de motoristas e passageiros de autocarros durante conflitos no autocarro). Revista Eletrónica SSRN. 2022;
28. Pilkington-Cheney F, Filtness AJ, Haslam C. A qualitative study exploring how city bus drivers manage sleepiness and fatigue (Um estudo qualitativo sobre a forma como os condutores de autocarros urbanos gerem a sonolência e a fadiga). Chronobiol Int [Internet]. 2020 Oct 2 [citado 2024 Feb 11];37(9-10):1502-12. Disponível em: https://www.tandfonline.com/doi/abs/10.1080/07420528.2020.1812623
29. Lazarus and Folkman's Transactional Model of Stress and Coping - Coping in Stressful Situations [Internet]. [cited 2024 Feb 18]. Disponível em: https://www.mindtools.com/aari1kl/lazarus-and-folkmans-transactional- model-of-stress-and-coping
30. O Modelo Trabalho-Demanda-Controlo-Suporte: O que é e porque é importante para lidar com o stress no local de trabalho | CQ Net - Competências de gestão para todos [Internet]. [cited 2024 Feb 18]. Disponível em: https://www.ckju.net/en/dossier/job-demand-control-support-model-what- it-and-why-it-matters-cope-workplace-stress
31. Joaqurn J, Pozo-Antunez D, Ariza-Montes A, Fernandez-Navarro F, Molina-Sanchez H. Effect of a Job Demand-Control-Social Support Model on Accounting Professionals' Health Perception. Artigo do International Journal of Environmental Research and Public Health [Internet]. [cited 2024 Apr 4]; Disponível em: www.mdpi.com/journal/ijerph
32. Fahlen G, Knutsson A, Peter R. Aspects of the effort reward imbalance model of psychosocial stress in the work environment (Aspectos do modelo de desequilíbrio esforço-recompensa do stress psicossocial no ambiente de trabalho). Psychol Bull. 2017 Jun 1;143(6):636-75
33. Kunz C. A influência das condições de trabalho na satisfação com a saúde,

na saúde física e mental: Testar o modelo de desequilíbrio esforço-recompensa (ERI) e a sua moderação com o excesso de empenhamento utilizando uma amostra representativa de trabalhadores alemães (GSOEP). BMC Public Health [Internet]. 2019 Jul 29 [citado 2024 Abr 5]; 19(1): 1-11. Disponível em: https://bmcpublichealth.biomedcentral.com/articles/10.1186/s12889-019- 7187-1
34. Engel GL. A necessidade de um novo modelo médico: Um desafio para a biomedicina. Science (1979). 1977;196(4286):129-36.
35. Compreendendo o Modelo Biopsicossocial de Saúde [Internet]. [cited 2024 Feb 18]. Disponível em: https://www.verywellmind.com/understanding- the-biopsychosocial-model-7549226
36. psicologia da saúde - clínica de perspectivas [Internet]. [citado 2024 abr 5]. Disponível em: https://perspectivesclinic.com/health-psychology
37. Lin YJ, Shih TS, Wu W Te, Guo YLL. The association of job fatigue with mental disorders among bus drivers. Scand J Work Environ Health. 2023;49(1).
38. Useche SA, Gomez V, Cendales B, Alonso F. Condições de trabalho, tensão no trabalho e segurança no trânsito em três grupos de motoristas de transportes públicos. Saf Health Work. 2018;9(4).
39. Kashani AT, Besharati MM, Radmard A. Exploring the relationship between work shift and demographic variables with driving behaviour among intercity bus drivers. REVISTA DE SAÚDE E SEGURANÇA NO TRABALHO. 2018;8(3).
40. Sharma N, Kumar SV V, Mangal DK, Sharma Y, Bairwa M, Babu B V. Pattern of Road Traffic Injuries and Their Pre-hospitalization Factors Reported at a Public Tertiary Healthcare Facility and Rural Private Healthcare Facility in Rajasthan, India (Padrão de lesões causadas por acidentes de viação e respectivos factores de pré-hospitalização registados num centro de saúde público terciário e num centro de saúde privado rural em Rajasthan, Índia). Cureus. 2023;
41. Oyapero A, Erinoso O, Olatosi OO. Wheels of Strain? Lifestyle Habits, Stress Perception and Quality of Life among Long Distance Bus Drivers in Nigeria (Hábitos de estilo de vida, perceção de stress e qualidade de vida entre condutores de autocarros de longa distância na Nigéria). West Afr J Med. 2022 Apr 29;39(4):399-406.
42. S. T. Stress ocupacional e perturbações de saúde a ele associadas em autocarros
condutores. Int J Community Med Public Health. 2016;(May):208-11.
43. Useche S, Alonso F, Cendales B, Autukevi R, i i, t t, et al. Burnout, Stress Ocupacional, Saúde e Acidentes Rodoviários entre Motoristas de Autocarros:

Barreiras e Desafios para a Prevenção. J Environ Occup Sci. 2017;6(1):1.
44. Nakai H, Ogawa K. Reacções de stress entre condutores de autocarros: Para o desenvolvimento de um recurso educativo para uma melhor gestão das emoções. Revista japonesa de psicologia. 2014;85(4):373-82.
45. Hlotova Y, Cats O, Meijer S. Measuring Bus Drivers' Occupational Stress under Changing Working Conditions. Registo de Investigação sobre Transportes: Jornal do Conselho de Investigação dos Transportes. 2014 Jan 1;2415(1): 13-20.
46. Peters SE, Grogan H, Henderson GM, Andree Lopez Gomez M, Martrnez Maldonado M, Silva Sanhueza I, et al. Working Conditions Influencing Drivers' Safety and Well-Being in the Transportation Industry: Programa "A Bordo". 2021 [citado 2024 Fev 18]; Disponível em: https://doi.org/10.3390/ijerph181910173
47. Dorn L, Af Wahlberg A. Work-related road safety: an analysis based on U.K. bus driver performance. Risk Anal [Internet]. 2008 Feb [cited 2024 Feb18];28(1):25-35. Availablefrom : https://pubmed.ncbi.nlm.nih.gov/18304104/
48. Garbarino S, Guglielmi O, Sannita WG, Magnavita N, Lanteri P. Sleep and Mental Health in Truck Drivers: Descriptive Review of the Current Evidence and Proposal of Strategies for Primary Prevention. Int J Environ Res Public Health [Internet]. 2018 Sep 1 [cited 2024 Feb 18];15(9). Disponível em: https://pubmed.ncbi.nlm.nih.gov/30150599/
49. Floridou GA, Peerdeman KJ, Schaefer RS. Individual differences in mental imagery in different modalities and levels of intentionality. Mem Cognit [Internet]. 2022 Jan 1 [citado 2024 Fev 18];50(1):29. Disponível em: /pmc/articles/PMC8763825/
50. Oz B, Ozkan T, Lajunen T. Professional and non-professional drivers' stress reactions and risky driving. Transp Res Part F Traffic Psychol Behav [Internet]. 2010 [citado 2024 Fev 18];13(1):32-40. Disponível em: https://www.researchgate.net/publication/221999568_Professional_and_n on-professional_drivers'_stress_reactions_and_risky_driving
51. Rodriguez-Gonzalez-moro MT, Gallego-Gomez JI, Rodriguez-Gonzalez-moro JM, Cano MCC, Rivera-Caravaca JM, Simonelli-Munoz AJ. Fiabilidade e validade de uma escala de stress em funcionários públicos de Múrcia (Espanha). Int J Environ Res Public Health [Internet]. 2020 Dez 1 [citado 2024 Fev18];17(23):1-11. Availablefrom : https://pubmed.ncbi.nlm.nih.gov/33265941/
52. Qualidade de vida relacionada com a saúde entre os trabalhadores dos EUA: Variability Across Occupation Groups - PMC [Internet]. [cited 2024 Feb 18].

Disponível em: https://www.ncbi.nlm.nih.gov/pmc/articles/PMC5508147/
53. Hassard J, Teoh KRH, Visockaite G, Dewe P, Cox T. The cost of work-related stress to society: A systematic review. J Occup Health Psychol [Internet]. 2018 Jan 1 [cited 2024 Feb 18];23(1):1 -17. Disponível em: https://pubmed.ncbi.nlm.nih.gov/28358567/
54. Chandola T, Brunner E, Marmot M. Chronic stress at work and the metabolic syndrome: prospective study. BMJ: British Medical Journal [Internet]. 2006 Mar 3 [citado 2024 Fev 19];332(7540):521. Disponível em: /pmc/articles/PMC1388129/
55. Chen IH, Chen CY, Pakpour AH, Griffiths MD, Lin CY. Comportamentos relacionados à Internet e sofrimento psicológico entre crianças em idade escolar durante a suspensão da escola COVID-19. J Am Acad Criança Adolescente Psiquiatria [Internet]. 2020 Oct 1 [citado 2024 Feb 19];59(10):1099-1102.e1. Disponível em: https://pubmed.ncbi.nlm.nih.gov/32615153/
56. Hartvigsen J, Bakketeig LS, Leboeuf-Yde C, Engberg M, Lauritzen T. The Association Between Physical Workload and Low Back Pain Clouded by the "Healthy Worker" Effect. Spine (Phila Pa 1976). 2001 Aug;26(16):1788-92.
57. Garbarino S, Guglielmi O, Sanna A, Mancardi GL, Magnavita N. Risk of Occupational Accidents in Workers with Obstructive Sleep Apnea: Systematic Review and Meta-analysis. Sleep. 2016 Jun 1;39(6): 1211-8.
58. Coelho LG, Costa PR de F, Kinra S, Pitangueira JCD, Lira CRN de, Akutsu R de CC de A. A influência do stress ocupacional na saúde dos trabalhadores: revisão sistemática e meta-análise. Pesquisa, Sociedade e Desenvolvimento. 2022 Feb 19;11(3):e23111326449.
59. Williamson V, Stevelink SAM, Greenberg N. Occupational moral injury and mental health: systematic review and meta-analysis. The British Journal of Psychiatry. 2018 Jun 22;212(6):339-46.
60. Afrin T, Yodo N. A survey of road traffic congestion measures towards a sustainable and resilient transportation system (Um estudo das medidas de congestionamento do tráfego rodoviário para um sistema de transportes sustentável e resiliente). Vol. 12, Sustainability (Switzerland). 2020.
61. Chang H, Li L, Huang J, Zhang Q, Chin KS. Acompanhar o congestionamento do tráfego e os acidentes utilizando dados das redes sociais: Um estudo de caso de Xangai. Accid Anal Prev. 2022 1 de maio;169.
62. Frazier C. Working Around the Clock: The Association between Shift Work, Sleep Health, and Depressive Symptoms among Midlife Adults. Soc Ment Health. 2023;13(2).
63. Nidhi S, Praveen DSS, Krishna MVR, Anitha R. Emergency driving assistance for debilitating drivers. Int J Eng Adv Technol. 2019;8(4).

64. Mohsen Amira HS. Stress no local de trabalho e sua relação com factores de risco de doenças cardiovasculares entre motoristas de autocarro no Egito. Revista de saúde do Mediterrâneo Oriental. 2019;25(12):877-82.
65. Montoro L, Useche S, Alonso F, Cendales B. Ambiente de trabalho, stress e raiva ao volante: Um modelo de equação estrutural para a previsão de sanções de trânsito em motoristas de transportes públicos. Int J Environ Res Saúde Pública
[Internet]. 2018;15(3):12. Disponível em: www.mdpi.com/journal/ijerph
66. Illangasinghe DK, Alagiyawanna MAAP, Samaranayake DBDL, Fernando N. Prevalência e factores associados de stress profissional entre os condutores de autocarros do Sri Lanka Transport Board no distrito de Colombo. Jornal do Colégio de Médicos Comunitários do Sri Lanka. 2021;27(3).
67. Rajabali hokmabadi H tavakoli, M morteza esmailzade, hossien ebrahimyan. Assessment of Occupational Stress among Bojnurd Bus Drivers (Avaliação do stress profissional entre os condutores de autocarros de Bojnurd). Jornal de Investigação em Saúde (Jornal de investigação em saúde na comunidade). 2018 Jun 10;4(1):27-34.
68. Rahimpour F, Jarahi L, Rafeemanesh E, Taghati A, Ahmadi F. Investigando o stress no trabalho entre condutores profissionais. J Mol Biol Res. 2020 Mar 31;10(1):29.
69. Patel AJ, Bhise AR. Pulmonary Function, Aerobic Capacity, Obesity and Stress Level in Bus Drivers and Conductors in Gujarat State Road Transport Corporation: An Evidence Based Study. Jornal Internacional de Pesquisa em Ciência e Saúde. 2021;6(3).
70. Bathija GV, Bant DD, Itagimath SR, Lokare L, Godbole M, Nekar MS, et al. Um estudo sobre o stress entre os motoristas de autocarros urbanos do governo em Hubli. Int J Biomed Res. 2014 Feb 28;5(2):102.
71. Rathi A, Kumar V, Singh A, Lal P. A cross-sectional study of prevalence of depression, anxiety and stress among professional cab drivers in New Delhi. Indian J Occup Environ Med. 2019;23(1):48.
72. Michida N, Okiyama H, Nishikawa K, Nouzawa T. A study of drivers' fatigue mechanisms during long hour driving. In: Documentos Técnicos SAE. 2001.
73. Hege A, Lemke MK, Apostolopoulos Y, Sonmez S. The Impact of Work Organization, Job Stress, and Sleep on the Health Behaviors and Outcomes of U.S. Long-Haul Truck Drivers. Health Education & Behavior (Educação e Comportamento em Saúde). 2019 Aug 15;46(4):626-36.
74. Wickens CM, Wiesenthal DL. State Driver Stress as a Function of Occupational Stress, Traffic Congestion, and Trait Stress Susceptibility1. J Appl

Biobehav Res. 2007 May 4;10(2):83-97.
75. Leechawengwongs M, Leechawengwongs E, Sukying C, Udomsubpayakul U. Role of drowsy driving in traffic accidents: A questionnaire survey of Thai commercial bus/truck drivers. Journal of the Medical Association of Thailand. 2006;89(11).
76. Ahmed M, Das D. The extent of traffic congestion in Guwahati, India: A multi index analysis. Ecologia, Ambiente e Conservação. 2022;
77. Chakrabartty A, Gupta S. Estimation of Congestion Cost in the City of Kolkata-A Case Study (Estimativa do custo do congestionamento na cidade de Calcutá - um estudo de caso). Estudos Urbanos Actuais. 2015;03(02).
78. Alam MA, Ahmed F. Urban Transport System and Congestion: A case study of Indian Cities. Boletim de Transportes e Comunicações para a Ásia e o Pacífico. 2013;(82).
79. Borthakur PP, Nath T, Hatibaruah D. Estudo e análise de um ponto de intersecção de tráfego de veículos, para controlo do tráfego e do congestionamento em Amolapatty, Dibrugarh, Assam. Boletim químico europeu. 2023;12(10).
80. Jeong I, Park JB, Lee KJ, Won JU, Roh J, Yoon JH. Horário de trabalho irregular e perturbações do sono em condutores profissionais - um estudo transversal a nível nacional. PLoS One. 2018 Nov 15;13(11):e0207154.
81. Iridiastadi H, Abdurrahman I, Puspasari M, Soetisna HR. Fadiga e sonolência durante a condução de longa duração: Um estudo preliminar entre condutores comerciais indonésios. Problemas de transporte. 2020;15(2).
82. Mujawar I, Leng J, Roberts-Eversley N, Narang B, Kim SY, Gany F. Sleep behavior of New York City taxi drivers compared to the general US population. J Transp Health. 2021;22.
83. Jeong I, Park JB, Lee KJ, Won JU, Roh J, Yoon JH. Horário de trabalho irregular e perturbações do sono em condutores profissionais - um estudo transversal a nível nacional. PLoS One. 2018;13(11).
84. Vaz Fragoso CA, Araujo KLB, Van Ness PH, Marottoli RA. Prevalência de distúrbios do sono em uma coorte de motoristas idosos. Journals of Gerontology - Series A Biological Sciences and Medical Sciences. 2008;63(7).
85. Nagaraj K, Taly AB, Gupta A, Prasad C, Christopher R. Depression and sleep disturbances in patients with multiple sclerosis and correlation with associated fatigue. J Neurosci Rural Pract. 2013;4(4).
86. Dabaghi E, Dehghan H, Shakerian M. The impacts of heat stress on the cognitive performance parameters of taxi drivers. Int J Environ Health Eng. 2023;12(1).
87. Bober S. Heat Impacts on Occupational Health Settings in the Time of

Climate Change (Impactos do calor nos contextos de saúde ocupacional em tempos de alterações climáticas). 2012;5(3):1-78.
88. Sun X, Dong J. Stress Response and Safe Driving Time of Bus Drivers in Hot Weather (Resposta ao Stress e Tempo de Condução Seguro dos Condutores de Autocarros em Tempo Quente). Int J Environ Res Public Health. 2022 Aug 1;19(15).
89. Kaisari NK, Abuzwidah M, Elawady A, Zeiada W. Impacto das condições climatéricas adversas no desempenho dos condutores nos Emirados Árabes Unidos. In: E3S Web of Conferences. 2022.
90. Hatvani-Kovacs G, Belusko M, Skinner N, Pockett J, Boland J. Drivers and barriers to heat stress resilience. Science of the Total Environment. 2016;571.
91. Kilpelainen M, Summala H. Effects of weather and weather forecasts on driver behaviour (Efeitos do tempo e das previsões meteorológicas no comportamento dos condutores). Transp Res Part F Traffic Psychol Behav. 2007;10(4).
92. Khattak AJ, Kantor P, Council FM. Role of Adverse Weather in Key Crash Types on Limited-Access: Roadways Implications for Advanced Weather Systems. https://doi.org/103141/1621-02 [Internet]. 1998 Jan 1 [citado 2024 Abr20];(1621):10-9. Availablefrom : https://journals.sagepub.com/doi/10.3141/1621-02
93. Chakrabarty N, Gupta K. Analysis of Driver Behaviour and Crash Characteristics during Adverse Weather Conditions (Análise do comportamento do condutor e das caraterísticas do acidente em condições meteorológicas adversas). Procedia Soc Behav Sci. 2013;104.
94. Singaravel SS, Kandaswamy EK. A cross sectional study on prevalence of obesity among bus drivers of Metropolitan Transport Corporation Limited, Chennai. Int J Community Med Public Health. 2017 Nov 23;4(12):4456.
95. Petrie JR, Guzik TJ, Touyz RM. Diabetes, Hypertension, and Cardiovascular Disease: Clinical Insights and Vascular Mechanisms. Can J Cardiol [Internet]. 2018 May 1 [cited 2024 Apr 5];34(5):575. Disponível em: /pmc/articles/PMC5953551/
96. Guest AJ, Chen YL, Pearson N, King JA, Paine NJ, Clemes SA. Factores de risco cardiometabólico e estado de saúde mental entre condutores de camiões: A systematic review. BMJ Open. 2020;10(10).
97. Ok J, Kang K, Kim H. Factores que afectam a deterioração do estado de saúde física dos motoristas de táxi por grupo etário. Int J Environ Res Public Health. 2022;19(6).
98. Recursos | Atlas de Diabetes da IDF [Internet]. [cited 2024 Feb 26]. Disponível em:

https://diabetesatlas.org/resources/?gad_source=1&gclid=Cj0KCQiA5-uuBhDzARIsAAa21T-XfN6wVLu6gCLbJC7uTuvpJuAthlwaGkvFo9Ba9ivMcjR4-66CQaEaAuM9EALw_wcB
99. Comité ADAPP. 2. Classificação e Diagnóstico da Diabetes: Padrões de Cuidados Médicos em Diabetes-2022. Diabetes Care [Internet]. 2022 Jan 1 [citado 2024 Abr 21];45(Supplement_1):S17-38. Disponível em: https://dx.doi.org/10.2337/dc22-S002
100. Ramukumba TS, Mathikhi MS, Mathikhi M. Avaliação da saúde dos motoristas de táxi na cidade de Tshwane. Curationis [Internet]. 2016;39(1):1671. Disponível em : http://www.curationis.org.zahttp://dx.doi.org/10.4102/curationis.v39i1.1671http://www.curationis.org.za
101. Adedokun AO, Goon D Ter, Owolabi EO, Adeniyi OV, Ajayi AI. Prevalência, consciencialização e determinantes da diabetes mellitus tipo 2 entre taxistas comerciais no município metropolitano de Buffalo City, na África do Sul. Medicina (Estados Unidos). 2019;98(9).
102. Modjadji P, Bokaba M, Mokwena KE, Mudau TS, Monyeki KD, Mphekgwana PM. Obesidade como fator de risco para hipertensão e diabetes entre camionistas de uma empresa de logística, África do Sul. Ciências Aplicadas (Suíça). 2022;12(3).
103. Sugano Y, Miyachi T, Ando T, Iwata T, Yamanouchi T, Mishima K, et al. Diabetes e ansiedade foram associadas a insónias entre camionistas japoneses do sexo masculino. Sleep Med. 2022;90.
104. Ukudeyeva A, Ramirez LR, Rivera-Castro A, Faiz M, Espejo M, Kanna B. 2460 Estudo qualitativo da perceção, conhecimento e comportamento do risco de obesidade entre motoristas de táxi hispânicos em Nova York. J Clin Transl Sci. 2018 Jun 21;2(S1):72-3.
105. Appiah CA, Afriyie EO, Hayford FEA, Frimpong E. Prevalência e factores de risco associados ao estilo de vida da síndrome metabólica entre condutores de veículos motorizados comerciais numa cidade metropolitana do Gana. Revista Médica Pan-Africana. 2020;36.
106. Izadi N, Malek M, Aminian O, Saraei M. Medical risk factors of diabetes mellitus among professional drivers. J Diabetes Metab Disord. 2013;12(1).
107. M T, Kulothungan K, Rizvana S, Thirunavukkarasu S. A Cross-Sectional Study of Determinants of Type 2 Diabetes Mellitus Among Professional Drivers in the Perambalur Municipality Area of Tamil Nadu, India. Cureus. 2023 Jan 29;
108. Prabhu S, Shetty K, D'Cunha D, Karkada D. Study of prevalence of work related stress and co-morbidities and its effect on work performance in KSRTC

workers of Dakshina Kannada district, Karnataka, India. Int J Res Med Sci. 2015;3161-6.
109. Hipertensão [Internet]. [cited 2024 Mar 6]. Disponível em: https://www.who.int/health-topics/hypertension#tab=tab_1
110. Armstrong C, Editor Associado Sénior A. JNC 8 Guidelines for the Management of Hypertension in Adults (Diretrizes do JNC 8 para o tratamento da hipertensão em adultos). Am Fam Physician [Internet]. 2014 Oct 1 [citado 2024 Mar 6];90(7):503-4. Disponível em: https://www.aafp.org/pubs/afp/issues/2014/1001/p503.html
111. Rike ME, Diress M, Dagnew B, Getnet M, Kebalo AH, Sinamaw D, et al. Hypertension and Its Associated Factors Among Long-Distance Truck Drivers in Ethiopia (Hipertensão e seus factores associados entre condutores de camiões de longa distância na Etiópia). Controlo Integrado da Pressão Arterial. 2022;15.
112. Patil AP, Yogeshkumar S. Hypertension among auto-rickshaw drivers in Belagavi, South India: A cross-sectional study. Int J Occup Saf Health. 2023;13(3).
113. Walvekar SS, Ambekar JG, Devaranavadagi BB, Sajjannar DS. Occupational Stress and Metabolic Syndrome among Bus Drivers: Risk Factors for Cardiovascular Diseases. Jornal de Pesquisa Clínica e Diagnóstica. 2021;15(5):17-22.
114. Parkash J, Kalhan M, Singhania K, Punia A, Kumar B, Kaushal P. Prevalência de hipertensão e seus determinantes entre policiais em uma cidade de Haryana, Índia. Int J Appl Basic Med Res. 2019;9(3):143.
115. Mahendra Prasad, Kunal Singh. A Study to Assess the Prevalence and Risk Factors of Hypertension among the Truck Drivers of district Shivpuri, Madhya Pradesh, India (Um estudo para avaliar a prevalência e os factores de risco da hipertensão entre os condutores de camiões do distrito de Shivpuri, Madhya Pradesh, Índia). Revista Internacional de Investigação em Cuidados de Saúde. 2023;7(1).
116. S br, g gb, b dm. Um estudo sobre a hipertensão e os seus determinantes entre os condutores de autocarros do sexo masculino na empresa estatal de transportes rodoviários, visakhapatnam, andhra pradesh. Jornal de Medicina Baseada em Evidências e Cuidados de Saúde. 2015;2(42).
117. Um estilo de vida saudável - recomendações da OMS [Internet]. [citado 2024 Mar 8]. Disponível em: https://www.who.int/europe/news-room/fact-sheets/item/a-healthy-lifestyle---who-recommendations
118. Obesidade e excesso de peso [Internet]. [citado 2024 Mar 6]. Disponível em: https://www.who.int/news-room/fact-sheets/detail/obesity-and-overweight
119. Lim JU, Lee JH, Kim JS, Hwang Y Il, Kim TH, Lim SY, et al.

Comparação das classificações do índice de massa corporal da Organização Mundial de Saúde e da Ásia-Pacífico em doentes com DPOC. Int J Chron Obstruct Pulmon Dis [Internet]. 2017 Aug 21 [cited 2024 Apr 21];12:2465. Disponível em: /pmc/articles/PMC5571887/
120. Pourabdian S, Golshiri P, Janghorbani M. Excesso de peso, peso a menos e obesidade entre os condutores profissionais de longa distância do sexo masculino no Irão. J Occup Health. 2020 Jan 1;62(1).
121. da Silva JC, Moraes MS, Martins PC, Silva DAS. Prevalência de obesidade abdominal e fatores associados ao estilo de vida em motoristas de ônibus de uma cidade do sul do Brasil. Trabalho. 2020 Aug 24;66(3):579-85.
122. V SK. Stress profissional entre os condutores de camiões de longo curso: Stress ocupacional entre os motoristas de camiões de longo curso. 2018;4(2): 134-44.
123. Joshi BA, Joshi A V., Katti SM, Mallapur MD, Karikatti SS. Um estudo transversal da prevalência de excesso de peso e obesidade entre motoristas de autocarro e condutores da corporação de transportes rodoviários do norte de Karnataka (NUJKRTC) na divisão de Belgaum, Belgaum. J Indian Med Assoc. 2013;111(3).
124. Cunradi CB, Greiner BA, Ragland DR, Fisher J. Alcohol, stress-related factors, and short-term absenteeism among urban transit operators. Journal of Urban Health. 2005;82(1):43-57.
125. Abuso de substâncias | OMS | Gabinete Regional para África [Internet]. [citado 2024 Mar 7]. Disponível em: https://www.afro.who.int/health-topics/substance- abuse
126. Useche SA, Serge A, Alonso F, Esteban C. Consumo de álcool, tabagismo, stress no trabalho e segurança rodoviária em condutores profissionais. J Addict Res Ther. 2017;08(02).
127. Adedokun AO, Goon D Ter, Owolabi EO, Adeniyi OV, Ajayi AI. Avaliação no local do tabagismo, consumo de álcool e inatividade física
Entre os motoristas de táxi comerciais no município metropolitano de Buffalo City, África do Sul. Glob J Health Sci. 2019;11(2).
128. Parashari A, Ahmad S, Asthana S. Tobacco use among drivers and conducors in western Uttar Pradesh, India. Indian J Community Health. 2017;29(3).
129. Showande SJ, Odukoya IO. Prevalência e grupos de factores de risco de doenças cardiovasculares modificáveis entre condutores de veículos motorizados comerciais intra-cidades numa cidade metropolitana nigeriana. Ghana Med J. 2020;54(2).
130. Turner LM, Reed DB. Exercício entre condutores de camiões comerciais.

Vol. 59, AAOHN Journal. 2011.
131. Wanamo ME, Abaya SW, Aschalew AB. Prevalência e factores de risco para a dor lombar (LBP) entre os motoristas de táxi em Addis Abeba, Etiópia: A community based cross-sectional study. Revista Etíope de Desenvolvimento da Saúde. 2017;31(4).
132. Alperovitch-Najenson D, Santo Y, Masharawi Y, Katz-Leurer M, Ushvaev D, Kalichman L. Low back pain among professional bus drivers: ergonomic and occupational-psychosocial risk factors. Jornal da Associação Médica de Israel. 2010;12(1).
133. Dhamodharan S, Megala M, Duraimurugan M, Chellavel Ganapathi K. Prevalência da hipertensão e dos seus factores de risco entre os trabalhadores dos transportes no Sul da Índia. Int J Community Med Saúde Pública. 2020;7(4).
134. Ngatcha Tchounga CC, Azabji Kenfack M, Guessogo WR, Mekoulou Ndongo J, Bika Lele EC, Ayina Ayina CN, et al. Prevalência de perturbações músculo-esqueléticas entre os motoristas de táxi em Yaounde, Camarões: efeito preventivo da atividade física. BMC Musculoskelet Disord. 2022;23(1).
135. Kasemsan A, Joseph L, Paungmali A, Sitilertpisan P, Pirunsan U. Prevalência de dores músculo-esqueléticas e incapacidade associada entre condutores profissionais de autocarros: um estudo transversal. Int Arch Occup Environ
Saúde. 2021 Aug 15;94(6):1263-70.
136. Pradeepkumar H, Sakthivel G, Shankar S. Prevalence of work related musculoskeletal disorders among occupational bus drivers of Karnataka, South India (Prevalência de perturbações músculo-esqueléticas relacionadas com o trabalho nos condutores de autocarros de Karnataka, Sul da Índia). Work. 2020 Jun 4;66(1):73-84.
137. Apurva Girish Mehta, Dr. Smita Chandrakant Patil, Dr. Chandrakant Babaso Patil, Dr. Khushboo Trishant Chotai. Prevalência de problemas músculo-esqueléticos e psicológicos relacionados com o trabalho entre condutoras de autocarros em Karad. Int J Life Sci Pharma Res. 2022 Jun 21;
138. Distrito de Kolar, Governo de Karnataka | Cidade da Seda e do Leite | Índia [Internet]. [citado 2024 abr 12]. Disponível em: https://kolar.nic.in/en/
139. gerador de números aleatórios - Pesquisa Google [Internet]. [citado 2024 abr 21]. Disponível em:
https://www.google.com/search?q=random+number+generator&oq=rando &gs_lcrp &sourceid=chrome&ie=UTF-8
140. Instituto Americano de Stress [Internet]. [citado 2024 Mar 8]. Disponível em: https://www.stress.org/
141. Kaul S, Gupta A, Sarkar T, Ahsan S, Singh N. Substance abuse and

depression among auto-rickshaw drivers: A study from the national capital region of Delhi, India. Jornal Indiano de Especialidades Médicas. 2019;10(3).
142. Ayyappa G, Kunte R, Yadav A, Basannar D. Is occupation the "driving force" for tobacco consumption? Um estudo transversal para avaliar a prevalência, os padrões e a atitude em relação ao consumo de tabaco entre motoristas e condutores de autocarros de longa distância no oeste de Maharashtra. Ind Psychiatry J. 2019;28(2).
143. Ozoh OB, Akanbi MO, Amadi CE, Vollmer W, Bruce N. The prevalence of and factors associated with tobacco smoking behavior among longdistance drivers in Lagos, Nigeria. Afr Health Sci [Internet]. 2017 [citado 2024 Jun 3];17(3):886-95. Disponível em: https://pubmed.ncbi.nlm.nih.gov/29085417/
144. Sreedevi A, Majumdar A, Olando Y, Sun MC, Jennings C, Tibazarwa K, et al. Experiências e Crenças sobre o Consumo de Tabaco e a Cessação na Índia: A Qualitative Study. Glob Heart. 2023 Sep 22;18(1):51.
145. Cunradi CB, Chen MJ, Lipton R. Association of occupational and substance use factors with burnout among urban transit operators. Journal of Urban Health. 2009 Jul;86(4):562-70.
146. Rathi A, Kumar V, Singh A, Lal P. A cross-sectional study of prevalence of depression, anxiety and stress among professional cab drivers in New Delhi. Indian J Occup Environ Med. 2019;23(1):48.
Cunradi CB, Chen MJ, Lipton R. Association of occupational and substance use factors with burnout among urban transit operators. Journal of Urban Health. 2009 Jul;86(4):562-70.
147. Rathi A, Kumar V, Singh A, Lal P. Um estudo transversal da prevalência de depressão, ansiedade e stress entre os motoristas de táxi profissionais em Nova Deli. Indian J Occup Environ Med.2019;23(1):48.
148. Censo da Índia: Aglomerações urbanas - Pesquisa Google [Internet]. [citado 2024Jul 2]. Disponível em : https://www.google.com/search?q=Census+of+India%3A+Urban+Agglomerations&oq=Census+of+India%3A+Urban+Agglomerations&gs_lcrp=EgZjaHJvbWUyBggAEEUYOdIBCDE4ODRqMGo3qAIAsAIA&sourceid=chrome&ie=UTF-8
149. Índia - Distribuição da população rural e urbana [Internet]. [citado 2024 Jul 2].
Disponível em: https://censusindia.gov.in/nada/index.php/catalog/42617
150. Programa nacional de prevenção e controlo do cancro, da diabetes, das doenças cardiovasculares e dos acidentes vasculares cerebrais (NPCDCS):: Missão Nacional de Saúde [Internet]. [citado 2024 Jul 2]. Disponível em:

https://nhm.gov.in/index1.php?lang=1&level=2&sublinkid=1048&lid=60 4
151. convenção de trabalho noturno da ilo - Google Search [Internet]. [citado 2024 Jul 2].
Disponível em:
https://www.google.com/search?q=ilo+night+work+convention&oq=ILO +Night+Work+Conv
152. nfhs 5 - Pesquisa Google [Internet].[cited 2024 Jul 2]. Disponível em:https://
153. Principais Iniciativas | Governo da Índia, Ministério da Educação [Internet]. [citado 2024 Jul 2]. Disponível em: https://www.education.gov.in/
154. Organização Mundial de Saúde (OMS). Circunferência da cintura e rácio cintura-quadril: Relatório de uma consulta de peritos da OMS, Genebra, 8-11 de dezembro de 2008. Relatório da OMS - Pesquisa Google [Internet].[cited 2024 Jul 2].
Disponível em:
https://www.google.com/search?q=World+Health+Organizati on+(WHO). +Circunferência da cintura e cintura
Rácio da Anca: Relatório de uma Consulta de Peritos da OMS 2C-Genebra: 8-11+dezembro+de+2008.+Relatório+da+OMS&oq=Organização+Mundial+de+Saúde+(OMS).+Circ umferência+de+Assistência+e+Caísta
Rácio da Anca: Relatório de uma Consulta de Peritos da OMS 2C-Genebra: 8-11+December+2008.+WHO+Report&gs_lcrp=EgZjaHJvbW UyBggAEEUYOdIBCTE2NDVq
MGoxNagCCLACAQ&sourceid=chrome&ie=UTF-8
155. Kumar BM P, Doddihal C, Pattankar T, Patil S. Scientific Landscape of Climate Change Impact on Child Health: A Bibliometric Analysis. Jornal Nacional de Medicina Comunitária. 2024 Jan1;15(01):36-46.

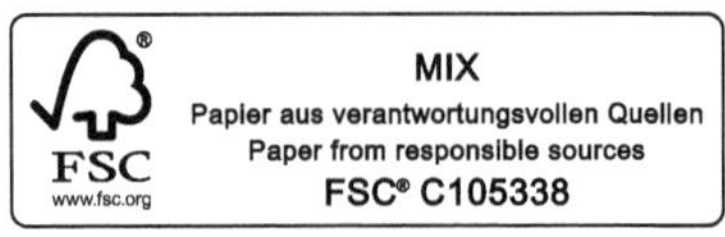

Printed by Books on Demand GmbH, Norderstedt / Germany